肾病诊疗

医案医话精要

杜美娟　温玉伟　主编

全国百佳图书出版单位
中国中医药出版社
·北京·

图书在版编目（CIP）数据

肾病诊疗医案医话精要 / 杜美娟，温玉伟
主编． -- 北京：中国中医药出版社，2025.6.
ISBN 978-7-5132-9514-7

Ⅰ．R256.5

中国国家版本馆 CIP 数据核字第 2025RV6429 号

中国中医药出版社出版

北京经济技术开发区科创十三街 31 号院二区 8 号楼
邮政编码　100176
传真　010-64405721
山东临沂新华印刷物流集团有限责任公司印刷
各地新华书店经销

开本 710×1000　1/16　印张 10.25　彩插 0.5　字数 165 千字
2025 年 6 月第 1 版　2025 年 6 月第 1 次印刷
书号　ISBN 978 - 7 - 5132 - 9514 - 7

定价　59.00 元
网址　www.cptcm.com

服 务 热 线　010-64405510
购 书 热 线　010-89535836
维 权 打 假　010-64405753

微信服务号　zgzyycbs
微商城网址　https://kdt.im/LIdUGr
官 方 微 博　http://e.weibo.com/cptcm
天猫旗舰店网址　https://zgzyycbs.tmall.com

如有印装质量问题请与本社出版部联系（010-64405510）

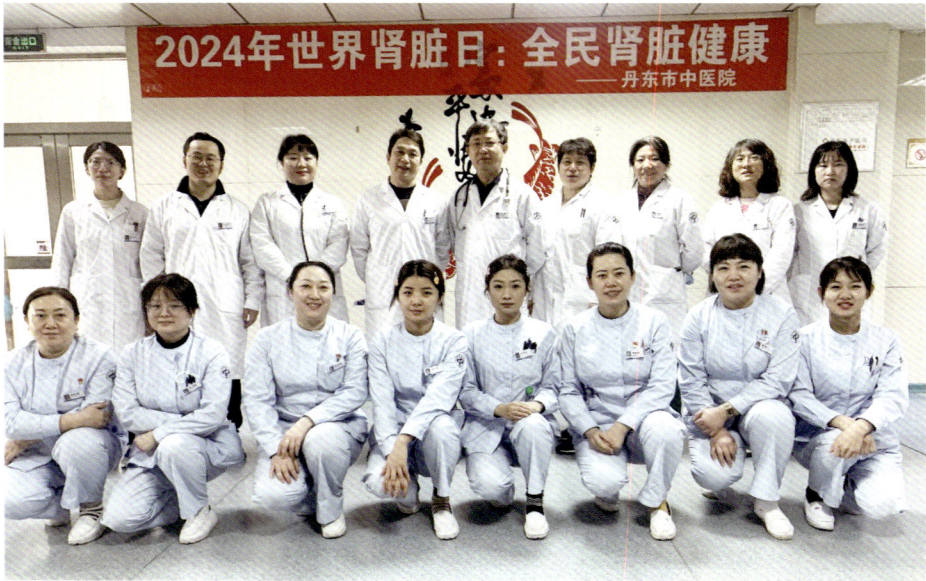

图 1　丹东市中医院肾病科全体医护合影
（后排右四为杜美娟副主任，右五为温玉伟主任）

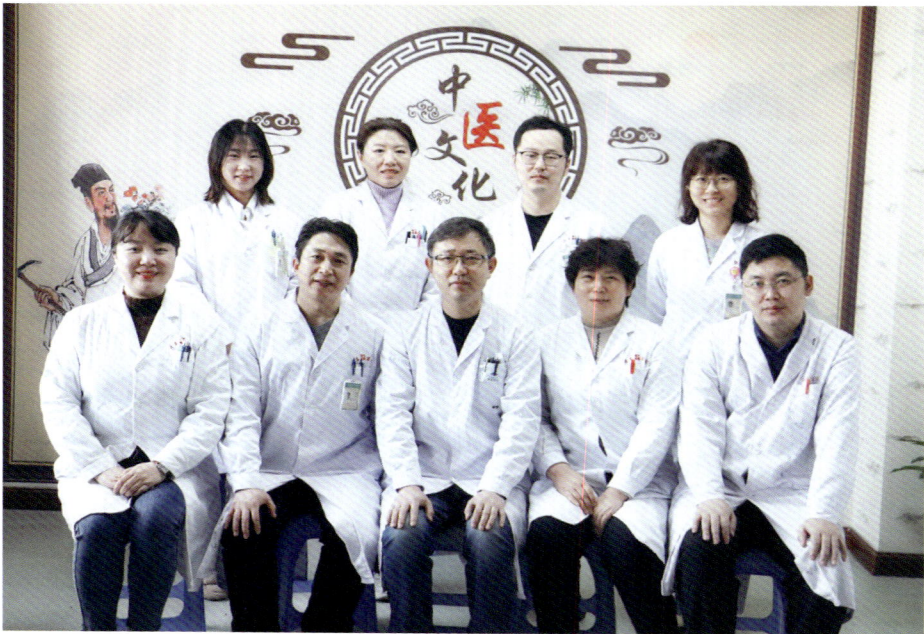

图 2　丹东市中医院肾病科医生合影
（前排右二为杜美娟副主任，右三为温玉伟主任）

前　言

　　温玉伟，1965 年出生，1984 年就读于辽宁中医学院，1989 年毕业，返回家乡，扎根基层，于丹东市中医院工作至今，1998 年组建院内中医肾病专科。温玉伟主任秉承"让广大肾病患者得到及时、有效的救治，改变他们的厄运"的初心，将他所带领的中医肾病科打造成辽宁省内知名肾病专科。该科室在 2009 年被辽宁省中医药管理局评为辽宁省中医重点专科，2020 年成为丹东市肾脏疾病临床研究中心，2024 年被评为国家中医优势专科培育科室。在温玉伟主任的带领下，丹东市中医院肾病科的建设，从无到有，从小到大，从大到强。该科室的建设，带动了整个丹东地区肾病诊疗水平的跨越式发展。

　　温玉伟主任苦读经典，勤求古训，博采众长，苦患者之所苦，急患者之所急，从医 30 余载，医治病患无数，积累了大量的临床经验，成为本地区肾病诊疗领域的知名专家。温玉伟主任善于灵活运用中医药，延缓各类肾病的进展，提高患者生存质量，延长生存期，部分患者得以临床治愈，得到了众多肾病患者的一致好评。温玉伟主任 2016 年被丹东市科学技术协会评为中医内科自然学科带头人，2021 年被评为"丹东名医"，同年成立辽宁省名中医传承工作室。

　　肾为先天之本，是中医学藏象学说中的重要脏器。肾脏疾病大多为临床难治疾病，一般疗程漫长，变证繁多，使肾病患者多深受其苦。温玉伟主任在 30 余年的从医生涯中，对慢性肾小球肾炎、肾病综合征、急慢性肾功能衰竭、过敏性紫癜性肾炎、狼疮性肾炎、糖尿病肾病、尿路感染等多发病、常见病，有很多弥足珍贵的诊治病案及临床经验。今由科室各中医继承人加以整理、归纳、总结，以展现温玉伟主任的临证思路及用药心得。在整理这些临床经验及医案的过程中，我们力求保持其原始风貌，令读者感受温玉伟主任的医术风范和人格魅力，望能够为广大医者提供有效参考和借鉴，提供引导和帮助，推动中医事业的发展和进步，共同为中医学术的繁荣与进步贡献力量。

因内容需要，参考引用了一些医家所作的案评或诠解，在此予以致谢，由于编者水平有限，如有其他不当之处，请不吝赐教。

杜美娟

2025 年 3 月

目　录

第一章

学术精华

第一节 探求古今，从肝脾肾三脏论治慢性肾脏病

温玉伟主任从事中医临床工作30余年，"勤求古训，博采众方"，探究中医经典，广读当代中医名家学术观点，结合自己30余年的临床实践经验，对肾病"脾肾气虚""肝肾同源""精血同源"等理论广征博引，在临床中反复实践、总结，提出了"从肝脾肾三脏论治慢性肾脏病"的学术思想。

《素问》所言的"正气存内，邪不可干""邪之所凑，其气必虚"，指出正气虚衰是疾病发生的前提条件，慢性肾脏病亦是如此。且慢性肾脏病是以肝脾肾三脏功能虚衰为本，以湿、热、痰、瘀、毒等为标的一种慢性疾病。《素问·上古天真论》云："肾者主水，受五脏六腑之精而藏之，故五脏盛，乃能泄。"肾为先天之本，脾胃为后天之本。若脾肾俱虚，则脾不能转精，肾不能藏五脏精气，肾主水的功能下降，在致病因素的作用下即可发病，甚至发病后变证迭出，缓解后遇外邪容易诱发。肝肾为母子之脏，肝肾同源，精血互生。《素问·阴阳应象大论》云："肾主骨髓，髓生肝。"肝血需依赖肾精滋养，才得以主持藏血和疏泄之职。肝血充足又可化为肾精，肾精充盛，则主水、藏精之功正常。湿热壅遏当治以疏肝，肝木曲直有度，气机调畅，则湿热扬泄而散；阴血亏耗当肝肾同滋，水木逢源，精血生则真阴乃藏。肝、脾、肾三脏在慢性肾脏疾病的发生发展中，"一荣俱荣，一损俱损"，生理上密切相关，病理上相互影响。明代李梴在《医学入门》中提出："肾病宜调和三焦。"基于该理论，温玉伟主任常在小柴胡汤及其类方的基础上化裁，紧扣病机，以"和"为要，治疗慢性肾脏病，疗效显著。

近现代医家对从肝、脾、肾三脏论治肾病有着广泛的研究。何立群认为虽然慢性肾脏病以益肾、清利、化瘀为法，但湿邪日久及肾，需肝肾同

调，从肝论治，疏养相合；风邪为患，唯宗以调肝；气血分治，其效自见。聂莉芳认为慢性肾脏病多为虚证或虚中夹实证，病位主要在肝、脾、肾，涉及肺、胃、心等脏腑。马晓燕认为，临床上治疗肾性水肿，从肝论治亦是治疗的重要方法之一。在辨证论治的基础上，予以疏肝解郁、平肝潜阳、疏肝宣肺、清肝利胆、活血化瘀之法，以期不利水而水自利。邹燕勤治疗慢性肾炎善从脾肾入手，以顾护其本，认为肾脏有病，非独肾脏有损伤。临床上肝肾同病者亦屡见不鲜，需肝肾同治，根据其病证，或清肝解毒，或养肝滋阴，或平肝潜阳，或疏肝和络，于清肝、养肝、平肝、疏肝之中，补肾气、益肾阴，兼顾其本。

临床工作中，温玉伟主任以经典理论为指导，广泛汲取当代名家的经验，不断实践、积累、总结，逐步完善学术观点，创建了个人的临床辨病、辨证理论和用药经验。通过 30 余年的临证观察，温玉伟主任发现慢性肾脏病，多以脾肾气虚为本，以水、火、湿、热、毒、痰等为标，提出了从肝、脾、肾三脏论治慢性肾脏病的学术思想，主张以补肾健脾为主以补虚，兼顾疏肝、养肝、清肝，同时利水、泻火、祛湿、清热、排毒、化痰、祛瘀，标本兼治。虽然慢性肾脏病病情缠绵，病程较久，且虚实夹杂、寒热错杂，但补肾、健脾、理肝的治疗原则，贯穿始终。

第二节　博采众长，有所创新

温玉伟主任热爱中医事业，他虽不是出身于中医世家，但在辽宁中医药大学接受了正规、系统的中医理论学习。在大学期间，温玉伟主任刻苦研读《素问》《灵枢》《伤寒论》《金匮要略》等经典医籍，成绩优异，奠定了扎实的中医理论基础。毕业后，他响应国家号召，回到家乡丹东市中医院工作。尽管工作、生活的条件相对艰苦，但温玉伟主任仍坚持学习，反复诵读中医经典著作和名家医案。在学习资源有限的情况下，他积极参与临床实践，不断积累中医临床经验，从而使自身的中医水平得到了显著的提升。

温玉伟主任在临床使用的许多成方，都来自《伤寒论》和《金匮要略》。他善用《伤寒论》中的类方和药对，并结合临床表现，加以发挥。温玉伟主任治疗肾病，常用的类方有柴胡类方、附子类方、大黄类方、桂枝类方、肾气丸类方等。在临证时，温玉伟主任常用基础类方治疗疾病的共性，并通过辨证，根据不同的病因病机，加减化裁类方的方或药，以治疗疾病的个性。他认为类方、药对可以"以简驭繁"。

温玉伟主任受《丹溪心法》的影响，在临床论治肾病时，常以补肾健脾立法。朱丹溪云："水肿因脾虚不能制水，水渍妄行，当以参、术补脾，使脾气得实，则自健运，自能升降，运动其枢机。"故温玉伟主任在治疗肾病综合征、低蛋白血症导致的水肿时，常用党参、白术、黄芪补脾益气，当归、熟地补肾阴、生精血；并以此为基础方，加减使用五皮饮、五苓散之类以行水。

温玉伟主任临证治疗肾病多年，发现肾病多缠绵迁延反复。这既是肾病临床治疗的痛点，也是难点。温玉伟主任在研读《临证指南医案》时，受到叶天士"久病伤血入络"理论的启示，结合临床经验，认为糖尿病肾病的病因病机与叶天士所论述的"初病在经，久痛入络""经主气，络主血"等理论相似。"癥疾"和糖尿病肾病病理上出现的结节性肾小球膜硬化（Kimmelstiel–Wilson结节，K–W结节）的描述类似，因此，温玉伟主任在治疗糖尿病肾病的患者时，多在辨证论治的基础上加用虫类药如土鳖虫、水蛭、全蝎等破血逐瘀通经之品。

温玉伟主任不仅在中医古籍方面学艺有道，还博览近现代名家医案，跟随名师，以临床疗效为标准，既不厚古薄今，也不以今非古。其中西医结合治疗肾病的理念和学术观点深受叶任高教授的影响。叶任高教授出身中医世家，家学渊源，大学考入中山医学院，毕业后跟随中医名师学习，又到国外留学，可以说中医底蕴深厚，西医专业精深。受叶任高教授学术思想的影响，温玉伟主任在临证中将辨病与辨证相结合。先明确疾病的西医学诊断，再根据中医学理论进行辨证论治。治疗上中西医相结合，扬长避短，相得益彰。在具体的治疗中，温玉伟主任深受叶任高教授"活血化瘀法贯穿肾病治疗"观点的影响，在肾病的各个阶段都根据辨病、辨证结果，加用活血化瘀药物。比如，在治疗肾病综合征时，重用活血化瘀药物，且他认为虫类药物应该应用在糖尿病肾病的各个阶段，以改善其高凝状态及大血管、微血管病变。再如治疗狼疮性肾炎时，他受叶任高教授的影响，分阶段辨证，加用清热解毒、活血化瘀的药物，如赤芍、白花蛇舌草等。

温玉伟主任喜欢阅读近现代医家的医案及学术经验。他受蒲辅周先生的影响，认为中西医结合可以收到良好的疗效。此外，他认为在疾病的各个阶段，中西医各有所长，临床要掌握时机，互取所需，相辅相成，以临床疗效为目的，以患者为中心。因此，他努力夯实西医肾病方面的临床基础知识，同时广泛汲取中医名家经验，灵活运用到临床中。他认为无论中医知识，还是西医知识，都要不断地学习、更新，做到与时俱进，才能在临证中开阔思路、提高疗效。温玉伟主任读岳美中医案，看到岳美中针对外感与内伤的不同特点，提出"治急性病要有胆有识，治慢性病要有方有守"的观点时，深受启发。他将此观点灵活运用在临床中，结合肾病各个阶段的特点，急则治其标，以治标为主的同时，不忘治本。慢性肾脏病多为久病，因此，治疗的过程也需要潜移默化、量变攻疾，就是现在人们常说的"让子弹飞一会儿"，几付药未见效就转方，也不符合疾病的治疗规律。

如在治疗狼疮性肾炎的时候，若系统性红斑狼疮处于活动期，则病势凶险。此时，应该抓住治疗的"关键时机"，一旦诊断依据充分，立即启动积极的治疗方案，给予激素冲击疗法、免疫抑制剂，必要时采用血浆置换、血液透析等治疗手段。此外，因激素应用日久，易助阳化热，且免疫抑制剂多有毒性，因此，活动期给予中药治疗时，应多加清热解毒、养阴生津之品，兼固护脾胃，以减轻大剂量激素和免疫抑制剂的不良反应。当系统性红斑狼疮进入恢复期时，就是所谓的"慢性病要有方有守"。此时不要因一时的疗效不显著而放弃正确的原则，面对"心切"的患者也要耐心解释，疗效不显著乃疾病的特点所致。温玉伟主任在面对同样"焦躁"的年轻医生时，都会鼓励他们"要有信心，要对自己的判断有点信心，对处方有点耐心"。古人医案常有三十剂、百余剂治愈的记载，而且西医治疗系统性红斑狼疮时，基本上是一个方案治疗，观察半年到一年，过程中只有药物剂量的递减。因此，疾病的急性期要抓住时机，缓解期要"有方有守"。

温玉伟主任曾在杭州市中医院肾病科进修，进修期间跟随国医大师王永钧教授学习。在温玉伟主任侍诊的 1 年中，其深受王永钧"审病—辨证—治病/证"临床思维的影响，重视西医学的诊断和治疗，坚持追踪国内外各种最新的疾病诊疗指南。他常在指南推荐的最佳治疗方案的基础上，根据临床实际，结合中医学理论，进行辨证论治，以发挥中医学的优势，提高临床疗效。温玉伟主任从王永钧教授那里学到了善从风湿论治"肾风"，灵活应用防己黄芪汤加减，治疗肾小球疾病。温玉伟主任在治疗水肿时，常用淫羊藿温补肾阳，祛风除湿。受王永钧教授著名的"巴黄饮"的启发，温玉伟主任结合临床实际，常在治疗慢性肾功能衰竭的处方中加用大黄，取其泻下攻积、行瘀利水之效，以治疗少尿、水肿、喘满之症。王永钧教授善用当归补血汤。虽然当归补血汤只有两味药，但可以起到类似补充血清白蛋白的效果。温玉伟主任将其灵活应用到各种原因导致的低蛋白血症中，以起到改善水肿的作用。在杭州市中医院进修学习期间，温玉伟主任受王永钧教授的影响，开始重视肾脏病理结果的研究。他学成归来后，在丹东市率先开展肾穿刺活检，并根据活检结果辨病施治，调整用药。

温玉伟主任因地缘优势，多次参加辽宁省中医肾病大家郭恩绵教授的肾病主题讲座和学习班。对于肾病综合征的治疗，温玉伟主任主张使用激素及免疫抑制剂时，配合使用中药，以减轻激素及免疫抑制剂的不良反应，加快尿蛋白转阴时间，降低复发率。在病情的不同阶段，结合临床表现，辨证施治。在应用激素的过程中，观察到其有阳热之性，且在足量、减量及小剂量维持阶段，激素对机体产生的作用不同。因此在治疗过程中，分别需要采用滋养肝肾、滋阴补阳、补益脾肾之法调节人体机能。温玉伟主任受郭恩绵教授的影响，重视对患者的调摄护理。因为慢性肾脏病多迁延缠绵，患者在治疗过程中常常因病情变化而多有情志不畅，故常在此类患者的处方中加用柴胡、郁金之类，以疏肝理气。

第三节　勤于思考，善于汇通

肾藏精，主封藏，为先天之本。清代邹澍在《本经疏证》中曰："肾固藏精泄浊之总会也。"《素问·水热穴论》云："肾者，胃之关也。关门不利，故聚水而从其类也。"温玉伟主任经常在处方中加入淡渗利湿药，如泽泻、茯苓、竹叶等。温玉伟主任指出，肾不但藏精，亦能泄浊。藏精是指肾为先天之本；泄浊是指肾主水，为水脏。同时，肾与膀胱互为表里，肾司二便，肾脏功能正常，人体的气血津液及水谷精微方可以正常输布代谢，周而复始。肾脏喜温而恶寒，肾病多虚，多为本虚标实之证，多兼有湿浊，在补肾同时宜稍加淡渗利湿之品，效仿肾气丸之三补三泻，防单纯补肾过于滋腻，又促进人体之气血流通，使其通而不滞。

肾病属于水液代谢障碍疾病。水液代谢不仅与肺脾肾三脏相关，而且与三焦有着密切的关系。《素问·灵兰秘典论》云："三焦者，决渎之官，水道出焉。"肺脾肾三脏功能正常是前提，道路通畅是保障。只有在动力及通路均无障碍的前提下，方能保证水液及水谷精微正常输布与代谢，濡养机体百骸。

少阳为枢。手少阳三焦经、足少阳胆经为枢纽，枢转气液，外以助太阳之开，内以助阳明之合，保证气血运行周身，以形成动态的周而复始、循环往复运动。具体表现为助水谷精微输布周身，以及气机的升降调畅，以保证机体的良好运行状态。肾病患者多焦虑、心情抑郁，影响气机运行，故温玉伟主任常在治疗中加柴胡剂以调畅枢机，从肺脾肾肝多脏着手治疗肾病，临床疗效良好。另外，水谷精微化生气血，运行不畅，则瘀阻络脉。《金匮要略》称"血不利则为水"，故活血化瘀需贯穿肾病治疗的始终。但是要根据患者体质及瘀血程度选择不同药力和数量的活血药，比如，可选择丹参、川芎、益母草、桃仁、红花、三棱、莪术等；或选择土鳖虫、地龙、水蛭等。

温玉伟主任曾于杭州市中医院进修学习，受教于王永钧教授。王永钧教授提出了风湿致肾病学说和肾络微癥积学说。肾脏喜暖恶寒。肾虚，则易感受风湿之邪。外风与内风相合，干扰肾络，影响肾脏封藏、主水等功能。在治疗肾病时，根据"治风先治血，血行风自灭"等理论，有外风者，选用荆芥、防风向外疏散，无外风者，方药中多加茯苓、薏苡仁、威灵仙、萆薢、青风藤等药物。

另外，现代化的中医要中西医结合，在治病中有时也需辨病用药，如高尿酸血症可用泽泻、萆薢、土茯苓、丹参、穿山龙等；高脂血症可酌情加用红曲、丹参、泽泻、决明子、山楂等。

再如，尿毒症患者常见的皮肤瘙痒问题。皮肤瘙痒是尿毒症患者常见而又难治的并发症之一，尚无规范的诊断标准及有效的治疗手段，其病因及发生机制尚未明确。对皮肤科和肾病科医师而言，该病的治疗是个难题。因为它的临床表现多种多样，西医治疗措施基本上为使用润肤露以保持皮肤湿润，使用局部麻醉剂如盐酸普鲁卡因注射液，以及免疫抑制剂他克莫司软膏等，以改善症状，其他口服药只对很小部分患者有效，且大多为超范围治疗。温玉伟主任认为皮肤瘙痒，内服法要从养血祛风、化瘀通络的角度调和营卫；外治法，则用中药熏洗，以清热解毒止痒，常用的熏洗药物有黄连、黄柏、地肤子、白鲜皮、苦参、蛇床子等。

第四节　望闻问切，四诊合参

有的处方虽然看似平淡无奇，却疗效惊人，我们一直百思不得其解。自从看了岳美中对中医医生的分类，才明白这原来是"入细医生"，乃医生中的高手！我们曾问过温玉伟主任是如何做到的？答曰：辨证求本，治疗要针对病机，而不单单是对症治疗。

将望闻问切四诊收集的基础信息，运用中医学理论，包括整体观念等，进行辨证论治。话说"有诸内，必形诸外"，辨证的过程就是通过外部的异常表现来推断机体的内在病变。辨证时处理患者健康信息的方法就是四诊合参。温玉伟主任临证对舌诊和脉诊，颇有心得。

温玉伟主任年轻时经常读秦伯未的书籍，收获了许多辨证相关的知识。受秦伯未的启发，温玉伟主任认为辨证论治就是通过分析症状，来探寻疾病的本质，从而考虑治疗的方针、选方用药。其中症状是通过四诊收集来的，是客观的；治法方药也都是已知的、常见的；而怎么"辨"和怎样"论"是医者的主观分析。这个"辨"和"论"的水准是需要下一番功夫"修炼"的。症状是人体对病邪侵袭所作出的反应，反映了病邪的性质及人体生理功能的强弱。病邪以六淫和七情为主，没有任何病症是可以没有诱因的。中医讲的病因包括人体的正气和病邪两个方面。病邪固然是病因，但机体功能的衰弱或亢奋也是病因。把四诊收集来的客观信息联系起来，四诊合参，找出关键的症、脉，才能准确掌握病情，不被繁乱的表象所蒙蔽。这就需要花费一番功夫才能练就去伪存真的本领。

在临证中，温玉伟主任最常使用的是八纲辨证及脏腑辨证。八纲即阴阳、表里、寒热、虚实。八纲辨证的意义是先用阴阳来分正反两个方面，以表里来判断疾病的病位，虚实来判断疾病的强弱，寒热来判断疾病的性质。把几个方面的结果综合到一起，就能得到里虚寒证、外寒内饮证等证型，再辨别疾病的病位的上下、定位的脏腑等。故首先要辨明的是阴阳，其次是寒热、表里、虚实，然后根据辨证结果，制定相关治则。根据病变的部位、症状的轻重，以及药物的性味归经等选择处方、用药。这样一来，即使医者用药习惯不同，或对同一类的药物各有偏好，也不会出现太大的偏差。温玉伟主任认为，辨证不仅要辨出是什么证，还要分析出病机。如一位水肿患者，根据其舌淡红，苔白腻、湿滑，可以辨证为湿浊中阻。但到此并未结束，因为水湿外袭困脾与脾阳虚不能运化水湿都能出现此种舌苔，且不同原因所致的水湿内蕴证的治疗方法也是不一样的。所以温玉伟主任强调辨证不能以辨别证型为最终结果，要以病机为结果，要针对病机治疗，而不是简单地对症治疗，才是治病必求于本。

病机是从众多的症状中找出纲领，是辨证求因的证据。例如，由于《素问·至真要大论》云"诸湿肿满，皆属于脾"，故若遇到患者以肢体浮肿、体倦乏力、脘腹满闷为主症，可初步考虑为脾经病变，然后根据有无其他兼症，进一步分析寒热虚实。还要把诸多纷杂的症状分组，加以分析，哪些是主症，哪些是兼症，哪些是因为主症引发的从属症状。不是对一个症状进行辨证，而是对一组症状进行辨证，根据主症和兼症进行鉴别诊断，抽丝剥茧，找出病机。

温玉伟主任在临证中注重望闻问切，四诊合参。他认为舌质反映了脏气的虚实，舌苔可辨别胃气的清浊及外感时邪的性质。观察舌质和舌苔的变化，可以知道疾病的性质，以及正气和邪气的消长情况。如舌苔厚的人，多有痰湿。白滑黏腻，为内有湿痰；白而厚腻，为湿浊极盛。苔腻是湿，苔黄是入胃化热。若厚腻而黄，舌质不红，仍以化湿为要；相反，若舌腻而不润，舌质红，须防化热伤津，舌苔虽厚，但不可以辛燥化湿。问诊是通过十问歌，询问患者的症状，划分组合成几个症候群。对这几个症候群进行综合分析，比较得出的结论与之前分析主症得到的结论是否一致，若存在差异，则需寻找其他证据来辨别病机。脉诊也是辨证分析的重要佐证。如辨证为脾虚，不能运化水谷精微及水湿，水不化气，聚而为湿，此时脉象应该是沉细，这样就脉证合一，辨证准确，治疗以温阳化气、淡渗利湿为主。但若脉为弦滑有力，则可能以邪气实为主，需通过症状等分析湿邪困脾是否为主要矛盾，治疗是否以温化水湿为主。脉证相合非常重要，如脉证不统一，就要去伪求真、舌脉相参，从脉舍证或从证舍脉，于细微处求真知。

　　综上所述，在临床实践中，四诊合参，辨证论治，针对病机进行治疗，是温玉伟主任中医临床经验的核心。

第五节　标本兼治，治病求本

　　标本兼治是指不仅要治疗疾病外在表现的兼证，而且要针对疾病的根本病因进行治疗。一种疾病或许有多种临床表现，而不同的疾病也可能有相似的临床表现，同一个人也可能同时患有不同的疾病，要从患者表现出的症状去判断疾病的本质，从表象看到根本。

　　治病求本是指对疾病的"本"进行治疗，而非头痛医头，脚痛医脚。历代医家对疾病"本"的认知也是仁者见仁，智者见智。中医教材中对疾病"本"的认识也存在差异。因此，有必要对"本"和求"本"的方法进行讨论和深入研究。治病求本最早见于《素问·阴阳应象大论》，其云："阴阳者，天地之道也……治病必求于本。"显然，此处的"本"指人体之阴阳，历代医家也持此观点，例如朱丹溪在其著作《丹溪心法》中提道："人或受邪生病，不离于阴阳也，病即本于此。"明代医家张景岳在其所著的《景岳全书》中云："医道虽繁，而可以一言蔽之者，曰阴阳而已。"王应震也指出，失血、汗出、发热、气喘、遗精等都是外在表象，上述症状的发生都有其内在的本，治病不探究于本，仅采用化痰、止血、止汗、清热、平喘、固摄等对症治疗，是很难达到满意疗效的。因此，治病求本，就是临证治疗时，要在错综复杂的病情中，抽丝剥茧，找到本因，然后采取正确的治疗措施，有的放矢，获得满意疗效。但是临证治疗时，什么是疾病的本，怎么发现疾病的本，是值得讨论的。其实，本是相对于标而言的，特定条件下，二者可以相互转化。所以要想做到治病求本，就要求我们掌握标本致病的转化规律，弄清疾病的主要矛盾。每种疾病在其发生发展过程中，都可能表现出不止一种症状表现，而这些表现往往不是疾病本质，医生需要根据表象，去分析根本原因，再做治疗。比如，头痛可由许多疾病引发，肝阳上亢时应平肝潜阳；外感头痛则应解表止痛；痰湿头痛应化痰除湿；瘀血阻络应化瘀通络。只有诊断出疾病的本，才能取得满意疗效。另外，在一些特定的情况下，治病求本，其本为根本矛盾，而非根本病因。比如，急性大出血，主要矛盾为出血，不管根本病因是什么，首先要止血，等急性期稳定后，再找寻病因治本。所以，临证治疗，找到疾病的根本矛盾是关键。在认识和治疗疾病过程中，要发掘致病的根本矛盾，抓住影响疾病的根本矛盾去治疗，而非一味抓住主要病因去治疗。

所谓病机，其实是指疾病发生的机理，也包括发生的内在原因。病机同样首见于《黄帝内经》，且《素问·至真要大论》详细地论述了"病机十九条"，并提出谨守病机的观点，至今依然对临床有着深远的影响。广义上的病机，其实不仅包含病位、病因、证候特点、疾病发展趋势和演变过程等，还涉及一些生命、气运等范畴。千百年来，病机这一名词不断演变，最终在大学教材、各类中医学专著及医学辞典中统一将其定义为疾病发生、发展和变化的机理。很多疾病都可能出现变证，象、候、证也可能随之改变。因此，只有准确判断病机，才能清楚疾病的根本，进而进行治疗。

《古今医鉴》曰："右为气口，以候人之七情……内伤之邪……看与何部相应，即知何脏何经受病，方乃不失病机。"接诊时，通过四诊对患者病情进行分析判断，其实分析的就是病机。温玉伟主任认为，与病机相关的因素主要有三个方面：一是病因，病因可能与各种致病因素相关，如火、风、湿等；二是病位，包括五脏六腑等；三是病性，如阴、阳、寒、热等。《素问·至真要大论》指出，百病之生与六淫密切相关。尽管有寒者热之、热者寒之的治则，但临证治疗时，审察病机还是治疗的关键。《素问病机气宜保命集》云："察病机之要理……然后明病之本焉。"由此可知，治病求本，其实就是本于病机。治疗时结合辨证和辨病，选择合适的理法方药，是取得满意疗效的关键。《张氏医通》曰："伏气之发于夏至后者，热病也，其邪乘夏火郁发，从少阴蒸遍三阳……亦有兼中暍而发者，其治与中暍无异。暍虽热毒暴中，皆缘热耗肾水……故可异病同治而热邪皆得涣散也。"文中提到热伏少阴与中暍虽为两种不同的疾病，证候也有明显差异，但两者都与热邪耗伤肾津、大量汗出损伤胃阴、火热过盛迫于心包有关。病机相同，因此治疗方药也一致。所谓异病同治，其实是精准判断了疾病的病机，抓住了疾病的根本。

临床接诊治疗时，整个思维和流程无不与病机相关。病机是根本，证候是表象。中医四诊的目的在于分析疾病，得到病机。治病求本，本在病机。因此，治病求本，探寻病机，其实就是在错综繁杂的病情中，抽丝剥茧，找到疾病的主要矛盾，进行辨病辨证论治。在合适的配伍下，取得满意的临床疗效。

第六节　辨证、辨病、辨病理相结合论治肾病

一、辨证论治肾脏病

中医学的"水肿""虚劳""癃闭"等病可归属于西医肾病范畴。《景岳全书》提到"阳邪之至，害必归阴，五脏之伤，穷必及肾"，认为不管是先天禀赋不足还是后天各脏腑功能损伤，最终都会导致肾脏封藏气化功能受损，进而影响水液代谢。肾为先天之本，脾为后天之本，脾肾互根互用，相互影响。《杂病源流犀烛》提到江湖河海均载于土，上行于土中，因此水得土气，方为蛟龙所潜藏，而肾主蛰藏也需土之借力。脾土不足犹如堤坝溃破，必将导致水液无所限制而肆意妄行，精气失去土封而流离失守。所以，脾肾亏虚，会引发水湿及湿浊内生，久则化热成郁，损伤阴津，使病机从脾肾气虚发展为气阴两虚，甚至阴阳两虚，水湿、湿热、瘀血等均为标实。本虚和标实非一成不变，而是互相影响、互为因果，在特定条件下还能互相转化。《医林改错》提道："元气既虚，必不能达于血管，血管无气，必停留而瘀。"《素问·调经论》指出："孙络水溢，则经有留血。"湿浊排泄不畅，久则郁滞气机、郁而化热、阻而成瘀，最终出现以湿浊、湿热和瘀血为主的病理产物，对肾脏生理功能造成损伤，导致肾络不通。此外，外感六淫致病也是肾病发病的重要因素。以风邪为例，侵犯肺卫导致气机宣降失调，内舍于肾，引发肾脏病变。综上，肾病以脾肾气虚为主，随着病情进展，出现气阴两虚、阴阳失调，并伴有湿浊、湿热、瘀血等标实证。

二、辨病论治肾病

清代医家徐灵胎认为，一病必有一对应主证。每种疾病都有其特殊性和主要矛盾，这个矛盾本身与疾病发生发展和预后都密切相关。认识这个矛盾本身就是辨病的过程。证候尽管也能反映疾病的本质，但属于一时之证，本质来说是从属于疾病的。辨证是对疾病某一时刻的诊断，辨病是在辨证基础上全面掌握基本矛盾。只懂辨证，不懂辨病，临床治疗时疗效也会打折，无法根治疾病。临床治疗时，应注重辨证求因、审因论治，重视将辨证与辨病相结合。辨证与辨病其实就是从不同角度对疾病认知的过程。辨病是找到疾病的共性和普遍性的演变规律，而辨证是发现疾病的特性和非同寻常的规律。共性规律反映疾病本质，特殊规律则对应疾病多样性，站在诊断的角度辨病能够提高治疗的全面性和预见性，辨证则强调动态辨病观念，注重患者现阶段疾病演变。可见，从辨病角度分析宏观与微观辨证是对疾病本身不同角度的动态认知，是把辨病与辨证治疗相结合的具体行为表现。事实上，最早是张仲景在《伤寒杂病论》中提到辨证论治，其对辨病治疗的内容也有相关论述。《伤寒杂病论》中每个章节都是对某种疾病或脉证的论述，如用瓜蒌合剂治疗胸痹，百合合剂治疗百合病。从其同病异治及异病同治的论述中也可知一二。但整体来说，其辨证的内容明显多于辨病，二者对后世医家的影响也不可同日而语，以至于后世医家少有提及其辨病论治的思想。温玉伟主任认为肾病的辨证应四诊合参，以辨病论治为纲要。其经常把肾病比作戏曲，把证比作戏曲中的一幕，认为只强调辨证，而无视整个疾病的发生发展，就相当于只观看戏曲的某一动作、某句台词，而忘却整个曲目全部词句的内容，难免因小失大，导致疗效偏差。温玉伟主任重视辨病治疗，常把不同类型肾病的中医证候特点进行总结，比如，膜性肾病患者，早期多为湿热瘀结，治疗时强调益气活血、清热化湿，后期损伤脾肾，瘀血阻滞，治疗则应以补肾健脾、活血通络为主；对于免疫球蛋白 A（IgA）肾病患者，尤其中重度分型，常根据证型不同，给予调畅气机、和解少阳、清热利湿等不同的治疗措施；对于消渴病肾病，早期以滋阴清热为主，后期则主要以益气补肾健脾，活血通络为辅；对于系统性红斑狼疮性肾病，急性期要清热解毒、凉血止血，恢复期则以补肾健脾、益气养阴、化瘀通络为主；对于痛风性肾病患者，急性期给予清热利湿，稳定期则健脾利湿、活血通络。整体来说，温玉伟主任对不同疾病的不同证型，会在辨病基础上结合辨证，两者联合，最终取得满意疗效。

三、辨病理论治肾病

宏观辨证思维是历代医家不断探索、发展的结晶，体现了中医治疗体系的独特优势。不过，随着医学不断发展，这种宏观辨证思维的局限性也逐渐突出，在肾病治疗方面主要体现在以下方面。首先，肾病的宏观辨证受患者自诉的症状及医生经验水平的影响，对辨证结果的准确性产生了较大的影响；其次，宏观辨证缺乏对肾脏微小结构及分子生物学等角度的分析，进而对疾病的后续治疗和患者预后水平产生影响。以隐匿型肾炎为例，患者常没有不适主诉，因此在治疗时无证可辨，存在不足。再如，许多肾病患者临床症状改善甚至消失，但并不意味着病情真正改善，患者可能伴有蛋白尿及其他理化指标异常情况，进而导致疾病持续缓慢进展。所以，当代中医人应在宏观辨证思维指导下，重视微观辨证的研究。将宏观辨证与微观辨证相结合，才能更准确把握患者疾病类型、发展规律和预后情况。临床治疗时，应在中医辨证基础上，联合尿蛋白检测、血尿、渗透压、免疫球蛋白、生化检查及血液流变学等综合分析患者病情。将这些现代医学微观指标与宏观辨证相结合，进而准确治疗肾病。有研究发现，微小病变或轻微病变的肾病患者多表现为气虚证；而肝肾阴虚证及气阴两虚证则常见于系膜增生性肾小球肾炎；脾肾阳虚证患者多见于膜性肾病；膜增生性肾小球肾炎多表现为阴阳两虚证的症状。将宏观辨证与微观辨证相结合，进而制定合理的中西医治疗方案，将有利于提高临床疗效。再比如，酸中毒、肾病引发的糖尿病及渗透压变化引发的肾小管间质病变等，与中医肾藏精及固摄能力下降存在明显相关性；因此，临证常应用黄精、山茱萸、桑螵蛸等药物填精固摄，常获得满意疗效。在临床治疗肾病时，温玉伟主任主张采用辨证、辨病、辨病理的方法，将宏观辨证和微观辨证相结合，以提高治疗准确性及有效率，改善患者预后水平，延缓肾功能衰退的进展。

第七节　重视中西医结合，优势互补

　　临床实践是检验中西医治疗效果的标尺。理想的治疗措施，是在疾病发生的每一个节点，都能给予恰当的治疗，做到全面干预，综合治疗。医学发展的目标就是实现这种理想的治疗方式，通过完善对疾病发生发展机制的认识，不断优化治疗方案。中医与西医尽管思维和方式不同，但最终的目的都是深化对疾病的认知，形成系统的治疗体系，尽最大努力去保障人民群众的生命安全。从临床实践分析，中西医各有优缺点，两者有良好的互补性。分析中西医的优劣，并寻找两者结合的节点，对明确中西医结合的定位、方式和内涵机制有重要临床价值。这不仅能够帮助医生更好掌握两种不同医疗体系，更为未来诊疗方案的制定提供强有力的支持。

一、中西医的逻辑差异

　　中医与西医的思维逻辑存在本质差异，这种差异主要在于文化背景和基础理论的构建。中医源自中华传统文化，融合了儒家、道家、佛学等多元化思想，在历代医家的不断完善下，形成了整体观念、阴阳平衡的思维方式。在整体观念的模式下，中医更强调整体辨证、辨病和宏观调控，通过四诊进行辨证治疗，对不同患者体质差异有深刻的认知。西医则起源于西方学术思想，崇尚以原子论、元素论为依据，形成了以结构分析为主的医疗思维方式。西医学对人体内部结构和指标进行精确分析，提倡统一化、标准化的治疗方式。这在临床治疗中表现得尤为突出。中医主要通过望、闻、问、切四诊收集患者病情资料，随后结合个体差异进行针对性治疗。而西医大多借助现代理化检查，包括影像及实验室检查等，对患者进行诊断后采取标准化方案进行治疗。不过，随着人们对疾病的认知不断完善，中西医在临床中体现出来的互补性也愈发明显。中医的整体观念和人文关怀思维给西医新的视角，让西医对个体差异及人文关怀方面的缺陷有所补充。而西医的明确诊断和标准化治疗也让中医越来越重视循证依据，让中医治疗有理有据。新时代背景下，人们对健康的追求让中西医结合成为必然。中西医结合有助于提高医生的诊疗水平，进而发挥出两种医疗体系的优势。近些年，多组学技术的发展让西医越发重视整体观念，也给中西医理论融合提供了可能性。将来更多的中医思维会被应用到现代诊疗服务中。此外，中西医尽管思维不同，但在对疾病的认识及推理和治疗方案的制定方面，存在一定共性。这些共性的逻辑思维也让中西医的融合成为可能。总之，中西医结合，优势互补，才能发挥各自优势，共同为人类健康作出贡献。

二、中西医优势互补

中西医优势互补，让诊疗方案得到补充，也为未来治疗方案的制定提供更多的思路和选择。当医生同时掌握中西医治疗手段时，临证治疗就不会局限于某种治疗方案，而是根据患者实际病情，灵活应用中西医治疗方案。这种协同互补的结合方式，既能够发挥各自优势，又补充了各自的不足，能够为患者提供更加全面和优质的治疗方案。

（一）中西医单独使用

中医学具有独特的诊疗体系和思维方式，注重人的主观感受和临床症状，尤其擅长治疗一些慢性疾病和西医无法定义的病症，如慢性肾功能衰竭、糖尿病肾病、溃疡性结肠炎、神经性头痛、顽固性失眠等，中医能够借助自身的理论，对其进行辨证治疗。中医在防病保健方面也有较大优势。比如，对于高血压、糖尿病等一些慢性疾病，中医会通过膳食指导、运动干预、调畅情志等方式，达到未病先防的目的，能够显著降低疾病发生的风险。此外，中医对某些疾病共病阶段的治疗也有独特的优势，能够通过整体辨证思维同时对多种疾病进行治疗。以糖尿病合并腹泻为例，中医学把糖尿病归为消渴病范畴，将消渴分为上消、中消、下消；中消以脾胃气阴两虚为主，患者临床可能合并脾虚腹泻或者湿热下注的症状，中医给予益气健脾、清热利湿的中药汤剂，往往能够同时改善糖尿病及腹泻两种疾病，达到协同治疗的目的。西医借助医学影像及分子生物学等技术的发展，在急救、微观治疗方面存在明显优势。外伤领域，可借助应急处置和手术治疗，快速抢救创伤性患者和急危重患者的生命。借助手术治疗，西医能够精准清除病灶，达到满意的临床疗效。治疗感染性疾病时，借助现代的微生物培养和药敏试验，能够精准选择抗生素，这对于微生物感染的诊断和治疗方案的制定，具有显著的优势。

（二）中西医联合使用

中西医联合应用时，优势互补的效果会更加明显。通过辨证与辨病相结合，中西医能够对某一疾病的不同阶段，或不同疾病处于同一阶段时，提供更为灵活且有效的治疗方案。比如，对于慢性心力衰竭的患者，中医能够采用益气活血的方式改善患者的心功能，提高患者的生活质量；而西医可以借助短期的利尿、强心、扩血管等治疗，控制急性发作症状，改善患者的临床症状。对恶性肿瘤患者而言，西医能够在早期进行手术干预；中期给予放化疗；晚期给予营养支持。中医药能够降低西医治疗带来的不良反应，通过益气、补肾、健脾等治疗方式提高免疫力；通过疏肝解郁的方式，调畅患者的情志，降低负面情绪的影响；通过活血养心安神的方式，减少患者肿瘤消耗而引发的一系列并发症。此外，把中医宏观辨证与西医微观辨证相结合，还能拓宽诊疗思路，进而提高临床疗效。

三、问题与挑战

中西医结合能够优势互补，但想要实现这一目标，还面临一些挑战。首先，中西医需要更多的学术交流，以建立彼此的信任。其次，需要制订标准化的中西医结合方案，以保障临床疗效和用药安全。这需要充分考虑患者的病情及年龄、病程等相关因素，制定合适的治疗措施，并在临床实践中不断调整。此外，中西医结合后还可以借助新的治疗技术去提高临床疗效。比如，应用人工智能对中医证候进行量化分析，提高辨证准确度；也可以使用云计算及大数据技术对中医临床用药进行分析，拓展中药的适用范围。总体而言，中西医结合可以优势互补，在面临新挑战的同时，也伴随无限的机遇。此外，中西医还需要在疾病预防、康复和健康管理等多个层面进行结合，为人们提供更加多元化的医疗服务。

四、思考与展望

中医与西医有各自的理论体系，两者在临床治疗时，常难以形成有效的融合。然而，随着研究的深入和不断的尝试，相信通过寻找两者的共性和有效的融合节点，会形成一套完整的中西医治疗理论体系。这个新的治疗体系，不仅应当针对特定的疾病，而且应基于更全面的数据和研究成果，让医生有更多的选择，从而发挥中西医互补的优势。

第八节 重视现代药理研究，趋利避害

药理学是一门研究药物在人体内药效发挥机制及与人体各组织及代谢产物相互作用规律的学科。其中药效及药代动力学是其核心内容，前者主要描述药物在人体内起效的作用机制和原理，后者说明药物在体内吸收、分布、转化及代谢，同时包括药物有效浓度及随时间变化的药物消长规律等。对中草药而言，现代药理学主要研究中草药的性味、功效及主要有效成分和作用机制。

临床实践时，温玉伟主任常使用单味药物和药对的现代药理学研究指导临床。他认为，现代的药理学研究并不是在挑战中医、中药的科学性，而是提高中医药临床疗效的重要助手。

中药的肾毒性、肝毒性，长期以来是某些"科学工作者"质疑中医的主要论点。对现代的中医人而言，现代科学提供给我们某些药物的毒理学研究，增加了我们对该药物药性、疗效的认知，让我们更深入地了解了药物在人体内的作用特点及作用机制。从而使我们在使用药物时，可以在安全的剂量、炮制方法中寻求最有效的处方剂量。此外，中药的现代药理学研究，可以用现代的科学原理来解释中药的具体作用机制，最经典案例就是"青蒿素"的发明。青蒿作为一种截疟的有效药物存在于古医籍中，科学家们用现代药理学深入挖掘了它的有效成分。因此，在临床学习中，需要重视中医药的现代药理学研究，趋利避害，最大限度地发挥药物在临床中的疗效，避免药物的不良反应对患者造成伤害。

在临床实践中，一方面，需重视对中药研究成果的学习和实践，根据患者的具体病情和病理结果，结合患者的辨证结果加减用药；另一方面，需结合现代药理学关于中草药毒副作用的研究成果，合理用药，以求达到更好的临床疗效。中药的毒性像一个帽子，从20世纪80年代开始就被扣在了中医中药的头上，主要是因为一些中药的毒性成分被发现，且被现代药理学研究明确了病理学机制。在当时研究热潮下，大量有影响力的临床研究结果被放大、乱用，甚至后来一度成为攻击中医科学性的"炮弹"，其中就有著名的"马兜铃""木通"等。其实中药的毒性，一直都存在，大家都知道"是药三分毒"，也熟知"以毒攻毒"的道理，而"毒性"一直都是中药药性理论中重要的学习、研究内容。当然，随着现代科学方法的引入，我国对中药毒性的研究也日益深入，能够更全面地了解每种药材的安全性和有效性。一味中药通过不同炮制、配伍及用法，可呈现医者所需的药效。比如，中医临床常用的药材半夏，生半夏有毒，需炮制后使用，通过不同方法炮制后的姜半夏、法半夏、清半夏等，在《中国药典》2020年版中规定的用量均不超过9g，且半夏"反乌头"，不能与乌头、附子之类同用。不同方法炮制过的半夏又有不同的药性特点，姜半夏长于降逆止呕，法半夏长于燥湿和胃，清半夏长于燥湿化痰，半夏曲则长于化痰消食，竹沥半夏化痰的同时又有清热之能。温玉伟主任临床用药时，会避免大剂量使用有较强肾毒性的药物，如乌头、银杏叶、苍耳子、商陆、雷公藤等。

现代药理研究成果中，有许多关于中药作用机制的病理学研究。比如，地龙具有清热息风、平喘、通络、利尿的功效，现代药理学提示其有效成分有很好的降压、抗凝、拮抗组胺等作用。温玉伟主任临床常用地龙治疗肾病综合征，特别是膜性肾病或肾活检提示存在基底膜病变的患者，取其通络、利尿、清热和抗凝、抗组胺、增强免疫力之效。冬虫夏草，功效为补肾益肺、止血化痰，现代药理学证实其有保护肾小管及抗纤维化的功效，故温玉伟主任常用以冬虫夏草为主要成分的中成药，治疗经临床推断或病理证实存在肾小管间质病变或肾小球纤维化、硬化的慢性肾脏病患者。地榆，功效为凉血止血、解毒敛疮，现代药理研究发现其能降低毛细血管通透性，减少渗出，减轻组织水肿，且会在创面形成保护膜，有抑制细菌的作用，临床常用其治疗IgA肾病、系膜增生性肾小球肾炎伴血尿较多、泌尿系统感染性血尿，以及胃溃疡、结肠溃疡、口腔溃疡等病，疗效较好。丹参具有活血化瘀的功效，现代药理研究发现，丹参可以使血液黏稠度下降，改善微循环灌注，抑制肾脏成纤维细胞增殖，临床常用于经辨证属血瘀证的慢性肾脏病患者。大黄具有泻下攻积、清热泻火、凉血解毒、逐瘀利湿等功效，现代药理学研究指出，大黄的有效成分大黄蒽醌、大黄酸、大黄酚等具有抗炎、抗氧化应激、抗细胞凋亡和抗纤维化、改善慢性肾脏病微炎症等作用，因此温玉伟主任在临床用大黄治疗各种慢性肾脏病。雷公藤，可祛风除湿、活血通络、消肿止痛，现代药理研究提示雷公藤可改善肾脏损伤，减少炎症细胞浸润，改善肾间质纤维化，故温玉伟主任常酌情加用以雷公藤为主要成分的药物，治疗糖尿病肾病或中医辨证为血瘀证的患者。

综上所述，合理利用现代药理学成果，以辨证论治为基础，趋利避害，不仅能避免医疗纠纷，还能收到更好的临床疗效，发挥中医药的优势。因此，中医人不仅需要苦读经典，也应该经常更新现代医学知识，本着为患者提供最安全有效治疗的原则，辨证施治，合理用药。

第九节　浅谈如何学中医

中医的发展历史悠久，是我国非物质文化遗产的重要组成部分。现在国家对中医越来越重视，学好中医也越来越有必要。医生古有"上工、中工、下工"之分，岳美中先生将医生分为五等。初等医生为开方医生，根据方歌、药物归经及老师的用药习惯等，生搬硬套；二等医生为用药医生，懂得中医理论，能对症用药，可以治疗一般的常见病；三等医生为辨证医生，对中医有一定的研究，认真跟随老师出诊，有些心得，可以综合患者的实际症状、体征，四诊合参，辨证用药；四等医生为入细医生，医学知识及临床经验均很丰富，可以熟练地应用中医理论，于细微处得真知，所用之药看似平淡无奇，却可治大病；五等医生为神医圣手，如华佗、李时珍、孙思邈等名医妙手，现已甚是罕见。

看了岳美中先生对医生5个层次的分级，方才明白为什么温玉伟主任的处方虽多用平淡无奇的常用药，疗效却如此神奇。原来温玉伟主任就是四等医生——我们追求的理想境界。

中医学的核心是整体观念和辨证论治。想要治好病，首先要有准确的辨证。临床常用的是八纲及脏腑辨证。阴阳、表里、寒热、虚实，最先要辨明的是阴阳，其次是寒热、表里、虚实。然后根据辨证结果，制定相关治则，结合病变的脏腑部位、症状的轻重，以及药物的性味归经，来选择处方和用药。即使医者对同一类药物的使用存在个人偏好，整体用药也不会出现太大的偏差。

说起来容易，做起来难。

首先，我们要学会通过脏腑辨证和八纲辨证，对主症和伴随症状及舌脉进行辨证，比如水肿，就需要辨明是风邪外袭伤及肺之宣肃，还是脾肾阳虚证，抑或是湿邪困脾证。运用中医理论知识，仔细辨别获取的信息，有无"至虚有盛候，大实有羸状"的假象。有了辨证结果，选择适当的治疗大法，根据药物的性味、归经等来选择药物。辨证准确，用药得当，有的放矢，治疗基本不会出现太大的差错。这就要求我们至少要熟练掌握中医基础理论、中医诊断学、中药学、方剂学等基础学科知识，掌握本专科常见病的病因病机、辨证分型及治疗。

其次，要多临床、见患者。仅有书本知识是远远不够的，因为疾病的表现往往复杂多变，患者不会按照书本原文得病。患者叙述的症状，有的可能容易辨证，但是大多是杂乱无章的。更有甚者，有的患者全身就没有舒服的地方，温玉伟主任戏称这些患者"全身除了头发丝和脚趾盖儿不难受，哪儿都不舒服"。这类患者的症状大都没办法区分主次，有的可能连基础的辨证分型都无法做到。这就要求我们在掌握理论知识的基础之上，多跟随老师出诊，接触患者，学习老师的临证经验。在跟诊时要去体会老师为什么这么辨证和用药，其中的深意是什么，老师是怎么去伪存真，抓主要矛盾的。不断通过临证来学习的过程，就是俗话所说的"书读百遍，其义自现"。临床医生，就是要多站在患者床边，抓第一手资料，根据细微差别，进行鉴别和明确诊断，逐渐形成自己的经验。有再多的理论知识，不接触患者，不临床实践，终难成为好医生。

再者，中医有着悠久的历史，拥有大量的学术瑰宝。中医讲究传承与发展，首先要有传承，然后才能讲发展。这就要求我们多读名家论著、医话医案等，因为之前所提到的理论知识都是最为基础的，仅够应付临床常见病、多发病，要想做到入细医生还需继续做如下努力。一是要跟随有经验的医生，甚至名家，来学习其经验，开阔思路。二是要通过名家的细微之处来见真知，老专家对于某些易混淆问题的真知灼见，常能化繁为简，令学习者醍醐灌顶。

最后，作为现代的医生，时代要求我们不仅要会望闻问切相关的中医理论，还要掌握西医学知识。患者常要求借助西医的相关检查来明确诊断，这就要求我们临证要采取中西医结合的诊疗模式。这种融合常令人感到困惑。因为中西医是两套不同的诊疗体系，尤其是在初入临床的几年，常会困惑：慢性肾小球肾炎该用什么中药？高尿酸血症应该用什么中药？高脂血症又该怎么办？诸如此类的问题，不胜枚举。面对这种情况，我们要两条腿走路。中医注重整体调理和个体化治疗，西医则侧重于病因治疗，我们要运用现代医学仪器及设备尽可能地为患者明确诊断，充分发挥中医和西医各自的优势来治疗疾病。选择治疗方案的最终目的是提高治疗效果、减少不良反应、促进健康，为人民群众提供更全面、更有效的医疗服务。在治疗时，必须根据中医理论进行辨证论治，也可以适当参考现代药理研究成果辨病用药，切忌只根据西医诊断来指导中医用药。

希望我们能成为四等医生。

第十节　"温阳"与"补肾"

肾脏位于脊柱的两侧，左右各一。中医理论中，左侧为肾，右侧（或两肾之间）为命门。肾为"先天之本"，肾中所藏精气禀受于父母，为人体生命之源，主宰生长发育和生殖繁育。肾中精气可分为元阴、元阳两个部分，两者对立统一，互根互用。肾的生理功能为藏精、主水、主纳气等。

肾藏精。肾脏主管人体精气的封藏与疏泄，维持人体的正常的生长发育及生殖。肾气充沛，则肾藏精、纳气等功能正常，人体能够进行正常的生命活动。若肾气不固，则封藏失职，成年人可出现遗精、遗尿、早衰，儿童可见生长发育迟缓等。

肾主水。肾在五行属水，为水脏，在水液代谢中起着重要的作用。《素问·经脉别论》云："饮入于胃，游溢精气，上输于脾，脾气散精，上归于肺，通调水道，下输膀胱，水精四布，五经并行。"水谷精微由肺下输膀胱，经由肾的气化功能蒸腾水液，使清者再次输布周身，浊者经膀胱以尿液排出体外。尿液的生成及排泄均与肾的气化相关，若肾气化不利，则易出现消渴、水肿、癃闭等病症。

肾主纳气。肺吸入的清气下纳于肾，以维持呼吸的深度。若肾的纳气功能失常，则可见动则喘促、呼多吸少、张口抬肩等症。

临床上肾脏疾病多以虚为本，表现为肾气虚、肾阴虚和肾阳虚等证。肾气虚是由于肾气亏虚，气化功能失司所致，以气短乏力、遗尿、舌淡红、苔薄白、尺脉弱等为主要表现。肾阴虚是肾中阴精不足，甚则虚火上炎的证候，以五心烦热、口干口渴、腰膝酸软、舌红少苔、脉细数等为主要表现。肾阳虚则是由肾中元阳不足，温煦及气化失常所致的一组证候，表现为形寒肢冷、倦怠喜卧、肢体浮肿、舌淡胖、齿痕舌、苔薄白、脉沉细或者沉迟等症。临床出现肾气虚时，即可予以温肾治疗。

肾脏疾病的治疗需根据患者肾气虚、肾阴虚、肾阳虚及阴阳两虚的不同证型，采取相应的治疗措施。接下来，我们将重点讨论温补肾阳的治法。

整体观念和辨证论治是中医学的核心理论。中医学认为人是一个统一的整体，这一理念贯穿疾病诊断和治疗的全过程。因此，即便同样是肾阳虚证，在不同疾病中，处方用药也不尽相同。如水肿属肾阳虚证者，可表现为周身浮肿、腰以下为甚、恶寒肢冷、舌质淡、舌体胖大嫩、边有齿痕、脉沉细等一派寒象加水肿的阴水证，温玉伟主任常用真武汤和五苓散以温阳利水。真武汤为治疗脾肾阳虚、水饮内停的主要方剂，肾阳虚衰，水无所主，溢于肌肤，发为水肿。其中附子为大辛大热之品，可温肾助阳，配伍茯苓、泽泻、白术以健脾利水，则水肿可消。

治疗癃闭肾阳衰惫证时，可用济生肾气丸加活血通络之品。因癃闭的病机为膀胱气化不利，三焦水道不通。肾主水，与膀胱互为表里，三焦为水液运行的通路，肾脏在水液代谢中起着至关重要的作用。现肾阳衰惫，命门火衰，气化不利，故小便淋沥不通，点滴而下，治疗需要用附子、肉桂以峻补肾阳，只有锅底火旺，才能助精化气，气化正常，方可通利小便。因为附子为大辛大热之品，现临床上很多时候应用的是淫羊藿、仙茅、杜仲、桑寄生等较为温和之品。

又如腰痛，虽以肾虚为本，但很少有患者单纯表现为严重的肾阳虚衰证，多以肾气虚或阴阳两虚为主。在临床除了出现命门火衰，很少有用附子、肉桂来治疗腰痛，多以阴阳双补之法治疗。根据阴阳虚损的轻重程度，用左归丸或右归丸加杜仲、桑寄生、狗脊、续断等来治疗。

但肾阳虚和肾阴虚乃相对之虚损，两者对立统一，不可截然分开。有些患者以肾阳虚的表现为主，但常常兼有肾阴虚，只是肾阴虚没有阳虚表现得明显而已。因肾阳虚为虚寒证，患者有轻度阴虚内热之象，易被虚寒的症状所掩盖。例如，慢性肾功能衰竭，或者老年体弱者，当其疾病发展至肾阳虚或肾阴虚阶段时，阳虚与阴虚谁多谁少，与原发病密切相关。若以水肿为主要表现的慢性肾小球疾病反复发作，最终演变为慢性肾功能衰竭者，多以肾阳虚为主要表现，很少伴有阴虚。而以淋证为主要表现的慢性肾盂肾炎等疾病，日久而发展为慢性肾功能衰竭者，虽多表现为肾阳虚证，但由于淋证是以下焦湿热为主，日久湿热伤阴，故很多患者还兼有阴虚的症状。在临床实践中，应通过详细的病史询问和舌脉观察来进行区分。其中舌质偏淡、舌体胖大、边有齿痕者，肾阳虚损较为严重。若舌质淡红，甚至有红刺，舌体不胖大，边无齿痕，即使以阳虚为主要表现，也不可一味温阳，因其阳虚中兼有阴虚，治疗上需阴阳双补，且不能使用附子、肉桂等大辛大热之品，应选用仙茅、淫羊藿、巴戟天等温和之品，配伍生地黄、山药、山茱萸、当归、白芍、太子参、麦冬等以滋阴，并配伍知母、黄柏以清利湿热。对于无阴虚，由水肿等发展而来的肾阳虚患者，若伴有下焦虚寒，宜用金匮肾气丸；若伴有高度水肿、舌淡胖、边有齿痕，宜用真武汤加减；若无明显下肢虚寒，可予杜仲、桑寄生、淫羊藿、巴戟天等温阳补肾，以防附子、肉桂等辛热之品化燥伤阴。

人体是一个复杂的整体，肾阳虚日久累及脾阳，而脾阳虚日久又可引起肾阳不足。临床上，对于肾阳虚累及脾阳虚的患者，温玉伟主任通常通过温补肾阳之法，使肾阳充足，以先天温养后天，此时即便不重用温补脾阳之品，脾阳虚也能得到缓解。

同时，在治疗中也可看到异病同治。比如，无论是腰痛，还是水肿，只要辨证是肾阳虚证，都可以用金匮肾气丸治疗。

第二章

专病治疗经验

第一节　从肝脾肾论治慢性肾脏病

慢性肾脏病的病位在肾，与肝脾肾有关。肾者，主水，主藏精；肝者，主木，主藏血。水生木，精血同源，肝肾同源。肝气郁结，疏泄失常，在肾脏疾病的发生发展过程中产生了重要的影响。人体气的活动，以升降出入为基本形式，并且肝的疏泄功能涉及物质代谢、血液运行，故从肝、脾、肾三脏论治慢性肾脏病，临床上为辨证施治提供了更广阔的思路与方法。

慢性肾脏病最常见症状为水肿，西医的慢性肾小球肾炎、肾病综合征等多表现为此症，可参考中医"水肿病"来治疗。水肿是因水液代谢失衡，体内水液潴留，泛溢肌肤，引发局部（头面、目窠、四肢、腹部）或全身浮肿的病症，严重者，可伴有胸水、腹水。其发生与肺脾肾三脏关系密切，正如《景岳全书》所言："凡水肿等证，乃肺脾肾三脏相干之病，盖水为至阴，故其本在肾；水化于气，故其标在肺；水唯畏土，故其制在脾。"

治疗水肿时，因水为阴邪、其性下趋，故以下肢及足踝部水肿为重。下肢为足厥阴肝经、足少阴肾经、足太阴脾经循行之处，阴经、阴位、阴邪相合，故水肿与肝脾肾三经气血的充盈、输利状态相关。《金匮要略》指出"血不利则为水"，阐明血液代谢异常可致水肿。肝藏血，主疏泄，若疏泄功能失常则血液运行不利，影响水液代谢；且肝肾气血同源，肝气疏泄失常必致肾开阖失司，终致水肿。因此，肝脾肾三脏同病是水肿的常见病机。临床论治水肿时，常分脾肾气虚证、脾肾阳虚证、肝肾阴虚证、湿热蕴结证等证型，针对慢性肾脏病虚、湿、热、瘀的病机特点，采用补益脾肾、清热利湿、活血化瘀等治法。常用方剂中，五皮饮、五苓散淡渗利水，真武汤温阳化水，四君子汤、二陈汤健脾化湿，地黄类方补肾。常用药物包括补肾健脾的熟地黄、山茱萸、桑寄生、杜仲、牛膝、茯苓、白术，清热利湿的白花蛇舌草、土茯苓等。

肝脾肾同治思想体现在：于上述辨证的基础上，加用逍遥散或四逆散。气虚显著者，重用黄芪益气固表；血虚者，配伍当归、鸡血藤等补血药；热毒重者，加黄芩、栀子等清热解毒药。血行不畅可致水液运行失常，研究表明，活血化瘀药物能延缓肾小球硬化、保护肾脏，故活血化瘀法需要贯穿慢性肾脏病治疗的始终，常用药物有僵蚕、川芎、丹参、桃仁、红花等。

临床中相当一部分慢性肾脏病患者伴有明显情绪低落、胸胁苦满、食欲下降、失眠多梦等症状。中医辨证论治强调，慢性肾脏病患者多存在肝脏疏泄不利的病机。保持心情舒畅、肝气条达，对慢性肾脏病的治疗尤为重要。研究指出，情志与人体免疫系统密切相关，情志致病的关键在于通过刺激神经内分泌系统，影响神经递质和激素水平，进而降低机体免疫力。慢性肾脏病多为免疫介导性疾病，因此，疏肝解郁、调畅情志，调节和增强人体免疫功能，可有效辅助治疗慢性肾脏病。慢性肾脏疾病症状反复、迁延难愈，严重影响患者起居与工作，易导致焦躁不安或抑郁不舒等异常情绪，故调畅气机、疏解情绪在慢性肾脏病的治疗中尤为重要。临床上，许多患者需在基础治疗上辅以疏肝解郁之法。

慢性肾脏病的基本病机是肾气亏虚，治宜补益肾气。然久病缠绵、心情抑郁，易致肝气郁结、肝失疏泄。肝为将军之官，性喜条达而恶抑郁，主司疏泄。肝疏泄正常，则气机调畅、气血和调、心情开朗。肝失疏泄，则气机不畅，可见郁郁寡欢、胸胁苦满。肝气郁滞，克伐脾土，易致脾失健运，食欲下降。气行则血行，气滞则血瘀、瘀久化热、伤津成痰，痰瘀互结，则变证丛生、疾病难愈。因此，准确辨证、及早识别肝气郁滞证候并采取对证治疗，可逆转慢性肾脏病进展。近年来，中医学界依据中医理论，运用疏肝理气、解郁祛瘀之法治疗慢性肾脏病，积累了丰富的临床经验。临床以小柴胡汤、柴苓汤等调肝方剂加减治疗肾炎、肾病综合征、慢性肾功能衰竭，均取得了显著的疗效。

肾病可因肝失疏泄致气机逆乱、浊邪泛逆而发病，温玉伟主任擅长用四逆散加减治疗该病，屡收卓效。温玉伟主任治疗难治性肾病时，以疏肝理气为基本治则，辅以健脾、补肾、化瘀之法，采用柴胡疏肝散、五苓散加减辨证施治。有学者亦认为肾病日久多郁，应责之于肝郁气滞，治疗应从肝着手，采用疏肝之法，兼以泄热、养血、利水，治宜用四逆散随证加减。方中柴胡、枳实、白芍、甘草疏肝解郁、畅行气血，疏肝而不伤阴；可配伍白术、茯苓，助土以升木；亦可用当归配伍白芍以补血养肝；或配伍桂枝通阳化气，桂枝温通辛散，最能疏肝解郁。小柴胡汤中柴胡、黄芩、半夏、生姜、党参、大枣、甘草同用，则具升降协调、疏利三焦、宣通内外、和畅气机之功，是解郁结、和枢机、畅三焦之代表方。这些方剂可显著消除水肿、蛋白尿，同时改善高脂血症和低蛋白血症，对促进肾病稳定起重要作用。在临床治疗时，益肾常用怀牛膝、狗脊、杜仲等固肾气、强筋骨；疏肝常用佛手、香橼、柴胡、白芍、郁金、香附等药性平和之品，不致破散耗气；补气药有黄芪、党参、山药等甘淡入脾，可大补正气。具体临床运用当视兼证加减：若病久入络，络脉瘀滞，可配伍丹参、红花、桃仁；气郁化火者，加延胡索、川楝子、黄芩；有痰湿者，加陈皮、半夏；湿聚水停者，加猪苓、茯苓等。

　　临床常从肝肾论治慢性肾脏病。肝失疏泄，气机紊乱，导致血液运行不畅与津液代谢失调，易形成肾络癥瘕和水肿；肝肾阴虚，精血匮乏，筋骨不充，易致虚损乏力。精血同源，肝郁、血虚、精亏，致肾病更加缠绵难愈。因此，疏肝理气、滋养肝肾、解郁祛瘀是从肝肾同治角度论治慢性肾脏病的主要方法。

第二节　糖尿病肾病的诊疗经验

糖尿病肾病是糖尿病最常见也是最严重的并发症之一。近年来，随着生活节奏加快、饮食结构和生活习惯改变、人口老龄化加剧等诸多因素影响，糖尿病发病率逐年上升，而由此引发的糖尿病肾病发病率也随之逐年上涨。有研究指出，糖尿病肾病已经超越原发性肾病成为终末期肾病的第一大诱因。国外研究显示，在美国，40%终末期肾病患者由糖尿病肾病发展而来，而新增的终末期肾病患者中糖尿病肾病占比约50%。糖尿病肾病发病机制复杂多样，目前多数研究认为遗传、糖代谢异常、血流动力学改变、高脂血症等因素与其高度相关。当糖尿病进展为糖尿病肾病时，患者常合并大血管病变、视网膜病变、周围神经病变等并发症。尽管采用控制血糖血压、调节血脂、应用血管紧张素受体阻滞药（ARB）或血管紧张素转换酶抑制剂（ACEI）类降压药、改善肾功能、降低蛋白尿、抗凝等综合治疗，多数患者病情仍呈缓慢持续进展，从长期病程观察，其病理机制具有近乎不可逆性。温玉伟主任认为糖尿病肾病的治疗离不开保护肾功能这一核心目标，严格控制血压、血糖、血脂、蛋白尿、尿酸等指标是降低糖尿病肾病致死率，延缓其进展的关键措施，因此早期对症治疗十分必要。

一、糖尿病肾病的病机

糖尿病肾病的发生与先天禀赋不足（肾元不足）密切相关。肾元亏虚、内生诸邪、邪伤肾元的恶性循环，贯穿糖尿病肾病的始终。糖尿病肾病的基本病机为肾虚、脾虚、气滞、血瘀，病位在肾，涉及肝、脾、心、肺等脏。消渴病迁延不愈，耗伤气阴，湿浊内生，故见眼睑、四肢，乃至周身浮肿；久则损伤肾络，肾失固摄，精微外泄，故见尿浊，最终演变为慢性肾衰。糖尿病肾病中晚期多属"下消"范畴，其病机为本虚标实。本虚为五脏亏虚，气血阴阳失和，标实为湿热、痰浊和瘀毒。下消与虚、瘀和浊毒密切相关。虚是根本，瘀是核心病机，浊毒是疾病发展的结果。

二、糖尿病肾病的治疗

温玉伟主任认为对于糖尿病肾病，应注重分期辨证及辨病相结合。糖尿病性肾病分为三期、四证、两兼夹。三期为微量白蛋白尿期、临床蛋白尿期及慢性肾功能不全期；四证分别为脾肾气虚证、气阴两虚证、阴阳两虚证、肾虚瘀毒证；两个兼夹指的是夹湿热、夹瘀血。

具体来说，糖尿病肾病可以分为以下三期。①微量白蛋白尿期。此期多为糖尿病迁延日久，以气阴两虚证为主，病位主要在脾、肾两脏，全身症状不明显，肾功能指标大多正常。②临床蛋白尿期。气阴两虚日渐加重，湿瘀互结于肾，肾络受损致精微外泄加重，出现显性蛋白尿及水肿等症状，肾功能呈轻中度损害。③肾功能不全期。病情持续进展，证候转为阴阳两虚证，浊毒内蕴，肾功能重度下降，病变累及全身脏腑，伴大量蛋白尿及顽固性水肿，终致肾衰竭。

值得注意的是，上述糖尿病肾病分期辨证在临床上并非绝对，证候可单独出现，也可相兼出现，辨证之时要注意甄别。

在治疗上，应善治未病。①未病先防。糖尿病患者需要通过良好的生活方式干预进行早期预防，以避免糖尿病肾病的发生。具体干预措施包括：饮食有节，起居有常，不妄作劳；虚邪贼风，避之有时；恬淡虚无，真气从之，未病先防；同时应加强健康教育与综合管理。②既病防变。既病防变强调对糖尿病的早期诊断与治疗，糖尿病患者应动态监测血糖变化，定期复查尿微量白蛋白、尿常规、肾功能，早期评估心、脑、肾等并发症发生的风险，及时干预以防止病情进展。③整体观念。糖尿病肾病迁延日久，必致多脏损伤。肾虚日久，水不济火，心肾不交，必致心肾两虚；肾为先天之本，脾为后天之本，肾阳虚日久，多伴有脾阳虚；肺为水之上源，肾虚水液代谢失调，肺失肃降，可致肺肾两虚。故糖尿病肾病日久，多累及肺、脾、心等脏，治疗时要注意整体调治。

对于气阴两虚型的糖尿病肾病，温玉伟主任常用丹东市中医院院内制剂肾泰合剂加减进行治疗，以益气养阴为主。对于肝肾阴虚型，温玉伟主任则选用六味地黄丸加减，以滋补肝肾。而对于脾肾阳虚、脾肾气虚型，温玉伟主任多使用丹东市中医院院内制剂补肾健脾合剂加味治疗。补肾健脾合剂包含黄芪、党参、茯苓、白术、薏苡仁、六月雪等药。温玉伟主任认为，伴水肿明显者，可配伍茯苓、大腹皮、车前子等药；伴腰膝酸软者，可配伍杜仲、牛膝、桑寄生等药；伴贫血者，可配伍当归、熟地黄、白芍、黄芪、党参、阿胶等药。需要注意的是，应避免使用具有潜在肾毒性的中药，如草乌、川乌等含生物碱类的中药，马兜铃、关木通、广防己、威灵仙等含酸、醇类中药，土牛膝、贯众等皂苷类中药，以及苍耳子、鸦胆子、使君子等含其他苷类的中药。除了上述内服中药，还可配合中药灌肠、穴位贴敷等外治法。大便不通者，可联合口服院内制剂通腑片以通腑泄浊。以上治疗可有效减缓慢性肾功能衰竭的进程，临床疗效显著。在治疗糖尿病肾病的同时，还要调整患者的生活方式，如饮食、运动和情志等，这些都是治疗的重要部分。

糖尿病肾病，以肾虚为本，故治疗时应始终以扶助肾气为核心，临床多选用冬虫夏草、枸杞子、淫羊藿、补骨脂等药。温玉伟主任认为，糖尿病日久，"久病必瘀"，所以治疗时常配伍活血化瘀药及虫类药，如牡丹皮、红花、赤芍、水蛭、地龙等。此外，温玉伟主任强调个体化治疗，建议根据患者体质、病程和并发症等情况，对药物进行调整。

糖尿病肾病初期，围绕肾络瘀阻的观点，其病在肾络，未传入里，以气阴两虚证为主。若兼有燥热，宜给予辛凉之品以透邪外出，顾护阴津。因早期瘀血尚未形成，经络瘀阻偏轻，所以临床较少应用活血药物，或药物用量和种类较少，多选用桃仁、红花、泽兰、当归等辛润之品，滋肾通络，使症状消退。当归味甘、辛，性温，善于补血行血，有化瘀滋润之效，即所谓辛以散之润之，温以通之畅之。桃仁化瘀活血，善于通经络。桃仁与当归配伍，通而不伤正，补而不滋腻，是温玉伟主任常用的药对之一。此外，尽管初期肾络瘀阻较轻，但善治瘀者当先理气，因痰瘀互结，自古难化，故温玉伟主任会根据辨证结果，适当加入北柴胡、郁金、木香等药物，以调气血，行气活血。若痰热偏重，则加贝母、瓜蒌以清热化痰。此外，在祛邪时，应注意避免闭门留寇。

糖尿病肾病中期，患者病情趋于严重，正虚与邪实并重。此时，温玉伟主任多在扶正之时兼以祛邪，两者并举，既温补脾肾，又化瘀通络。辛温之品，温补肾阳，化气行水，促进水液代谢。温玉伟主任常选用细辛、附子、肉桂、干姜等以辛温发散，助阳化气，通络除痹。同时给予肉苁蓉、巴戟天、菟丝子等补肾之品，固肾阳，补肾虚，此类药补而不峻，温而不燥，使肾阳充足而推气行血，水液运行通畅，瘀血消除，肾络自安。因此，温玉伟主任善用温补之品，扶正之时，取补达通。

糖尿病肾病后期，阴阳失调，浊毒内生，气血亏虚。患者可见纳差、恶心、呕吐，体倦乏力、胸闷气短、呼吸困难（活动后加重）、少尿等危重之症。温玉伟主任主张以益气养血、补肾泄浊、化瘀通络之法治疗，辅以芳香化浊之品调畅气机。临床常选用佩兰、藿香、石菖蒲、木瓜等化湿醒脾；选用土茯苓、六月雪，以祛湿泄浊；选用厚朴、桔梗等以调理气机升降，分消化浊。温玉伟主任强调，临证时要结合患者证候，辨证论治，使用个体化方案进行治疗。患者便秘较重者，加酒大黄以通腑泄浊；恶心呕吐者，给予紫苏叶、砂仁、竹茹等和胃降逆；皮肤瘙痒者，加地肤子、防风、蛇床子等祛风止痒；尿血或蛋白尿较多者，加白花蛇舌草、白茅根、小蓟等凉血止血。

温玉伟主任强调，糖尿病肾病的预防和调护措施，包括控制血糖、血压、血脂，调整饮食结构，保持良好的生活作息，适当锻炼，以及情志调养等。

总之，温玉伟主任治疗糖尿病肾病的经验可总结为：明确病机，分期辨证论治，注重药物配伍，预防与调护相结合，综合治疗。上述经验对于临床治疗糖尿病肾病具有重要的指导价值。

三、糖尿病肾病的中医治疗特色——虫类药的使用

中医对糖尿病肾病的认知及治疗有其独特的优势。以虫类药的临床应用为例，因其作为血肉有情之品，能够搜剔走窜、破瘀通络、化痰散结，在整体观念及辨证论治指导下往往可以收获奇效。唐容川在《本草问答》中指出："动物之攻利尤甚于植物，以其动物之性本能行，而又具攻性。"即唐容川认为虫类药物善于行走攻窜，治疗经络瘀阻证较草本药物疗效更佳。

（一）虫类药治疗糖尿病肾病的必要性

1. 从宏观角度分析虫类药治疗糖尿病肾病的必要性

温玉伟主任认为，糖尿病肾病应从宏观角度进行整体辨证治疗。糖尿病归属消渴病范畴，其核心病机是痰湿内聚、郁而化热，伤阴耗气，兼见脾虚水谷运化失常，血脉运行不畅，患者多由实证逐渐转为虚实夹杂之证。久病不愈，脏腑功能衰微，易致阴阳两虚。总体而言，糖尿病肾病以气阴两虚、精气亏虚、阴阳两虚为本，以湿热内生、痰湿内停、瘀血阻滞为标。中医学提倡整体观念，辨证论治，注重阴阳平衡。中医药不仅能够显著改善糖尿病的临床症状，并且因中药种类繁多，具有多靶点调节特性，在治疗时，具有调节代谢紊乱、提高胰岛素敏感性、改善循环、抗氧化反应、抗炎性反应、保护肝肾功能等功效，可实现多途径、全方面延缓疾病进展。叶天士善用虫类药，并首次提出久病入络理论，认为患者久病后正邪夹杂，植物药难以取效，应使用蠕动之虫类药方能深入病灶以祛邪。所以，从宏观辨证角度，虫类药物为治疗本病之要药。

2. 从微观角度分析虫类药治疗糖尿病肾病的必要性

病理学研究显示，糖尿病肾病早期可见肾小球肥大、基底膜增厚及系膜基质轻度增生；随着疾病进展，基底膜呈弥漫性增厚，系膜基质增生，出现渗出性病变，进而形成 K-W 结节，严重者可出现系膜溶解等。有研究指出，K-W 结节常伴有微小毛细血管瘤。而许多中医学者认为，这些病理改变与虚、痰、瘀、湿热等病机高度契合，可指导临床治疗。研究表明，

肾络虚损是糖尿病肾病发病的主要因素，而炎症反应则是肾功能下降，滋生痰、瘀、毒等病理产物的关键因素。在临床实践中，虫类药物如水蛭、地龙、蜈蚣等，可解毒、利湿、化瘀，直达病所；鸡内金、桑螵蛸等益肾填精、补肾固摄、助阳化气之品，与黄芪配伍，更能益气行血，佐以滋补肾阴之品，可显著改善肾络运行。

3. 从现代中药药理学角度看待虫类药物的应用

蛋白尿是糖尿病肾病发生、发展及预后评估的关键指标。现代中药药理学研究表明，蜈蚣、全蝎、僵蚕、五倍子等单味虫类药能够有效降低蛋白尿。此外，大量蛋白尿可引发低蛋白血症，患者体内呈高凝状态和微循环障碍都是贯穿糖尿病肾病发生发展始终的病理状态。中药药理学研究指出，虫类药在改善高凝状态、促进微循环方面有独特的临床优势，一些虫类药物，如地龙、水蛭等，其有效成分已经被证实具有抗凝的功效。因此，从中药药理学研究结果来看，虫类药治疗糖尿病肾病具有独特的临床价值。

（二）虫类药治疗糖尿病肾病的注意事项

温玉伟主任认为虫类药治疗糖尿病肾病应注意以下4点。

其一，临证治疗时，应重视辨证，注意顾护正气。整体观念和辨证论治是中医诊疗的核心优势，而糖尿病患者多合并高血压、脑血管病变、心血管疾病等并发症，临床表现各异，单独应用虫类药物难以全面施治。在选择药物时，不应机械地堆砌，应根据辨证结果，综合考量药物配伍、炮制方法，以及患者个体化差异、依从性等因素。此外，由于虫类药物多用于痰瘀、湿热、浊毒等兼夹证，所以临证治疗时，还应注意顾护正气。

其二，虫类药品类繁杂，治疗糖尿病肾病时，应依据具体辨证分型选择合适药物。叶天士云："凡虫蚁皆攻，无血者走气，有血者走血。"例如，蝉蜕、僵蚕、全蝎、地龙等配伍，能够宣风息风；全蝎、地龙、水蛭、土鳖虫等配伍，善化瘀破积；僵蚕、地龙、白花蛇、乌梢蛇等配伍，善搜风剔络；蚕沙、干蟾皮、地龙等配伍可利水化湿；牡蛎、龙骨、僵蚕等配伍，能软坚散结；五倍子、蛤蚧、蚕蛹、冬虫夏草等配伍，可益气补肾。

其三，临证治疗时，应遵循有是证用是药的原则。药理学研究指出，全蝎能够改善肾脏循环，但肾功能损伤较重时，不推荐使用水蛭、白花蛇等峻猛破血之品。有研究指出，肾炎患者血肌酐处于正常值范围时，可优先选用地龙、蝉蜕等药物以降低蛋白尿，改善肾周循环；而肾功能损伤明显时，应慎用具有肾毒性的虫类药物，以防加重肾损伤。

其四，临证治疗时，应重视虫类药的不良反应。药理学研究指出，虫类制剂的不良反应主要涉及神经、消化、肝肾功能的损伤及过敏反应等。研究表明，斑蝥、蜈蚣、蜂毒、全蝎、水蛭、海马、红娘子、麝香、蟾酥等具有肾毒性，而蝉蜕、地龙、僵蚕、土鳖虫、桑螵蛸等则相对平和。此外，虫类药物因含有较多动物蛋白，药物过敏反应发生的风险也高于植物制剂。若患者用药后出现轻度瘙痒不适，可加用苦参、地肤子、徐长卿等以缓解症状；若症状进一步加重，应立即停药，必要时给予抗过敏治疗。

总的来说，虫类药治疗糖尿病肾病的研究相对较少，其研究路径需要立足中医疾病认知与药物特性，通过理论探索与临床实践综合评价虫类药的安全性及有效性。虫类药治疗糖尿病肾病在未来有广阔的应用前景，临床工作者应不断积累临床经验，梳理文献典籍，学习名老中医经验，掌握虫类药使用方法，从而丰富糖尿病肾病的中医药治疗体系，提高临床疗效，改善患者预后。

第三节　膜性肾病的痰瘀论治及虫类药的应用经验

膜性肾病（membranous nephropathy，MN）病理上以肾小球毛细血管基底膜均匀一致增厚、弥漫性上皮下免疫复合物沉积为特点，一般不伴有细胞增殖，临床以大量蛋白尿或肾病综合征为主要表现的一种肾小球疾病。MN 临床分型包括特发性和继发性。特发性膜性肾病（idiopathic membranous nephropathy，IMN）病因未明，无明确原发病，70% 以上患者发病年龄在 40 岁以上。继发性膜性肾病（secondary membranous nephropathy，SMN）的诱因较多，常见的为自身免疫性疾病，其次为肝源性疾病或肿瘤等。MN 患者因多表现为肾病综合征，常伴有大量蛋白尿、血清白蛋白含量下降、血液高凝状态并存在较高的血栓形成风险。温玉伟主任强调，在临床治疗期间，若患者突然病情进展，急剧恶化，应考虑合并血栓或新月体肾小球肾炎等并发症的可能。

一、特发性膜性肾病高凝状态的发生机制

IMN 患者发生高凝状态的机制主要涉及以下 3 个方面。其一，抗磷脂酶 A2 受体抗体作为 IMN 的主要靶抗原，可攻击肾小球基底膜，导致肾脏足细胞损伤。其二，1 型血小板反应蛋白 7A 域（THSD7A）是足细胞足突处特异性表达的跨膜蛋白，其异常表达可激活补体系统，导致免疫复合物沉积，进一步加重肾脏损伤。其三，IMN 患者常合并高脂血症及低蛋白血症，两者通过促进血小板聚集、增加血液黏稠度等途径，共同诱发高凝状态。

二、从痰瘀论治膜性肾病的中医理论基础

中医学无膜性肾病病名，温玉伟主任根据膜性肾病的临床表现及病机演变规律，将该病归属于"水肿""虚劳""腰痛"等范畴。膜性肾病伴高凝状态多伴有瘀血阻滞。温玉伟主任认为，膜性肾病以脾肾亏虚为本，痰瘀互结为标，故治疗主张补肾健脾、化痰祛瘀。

从中医学角度分析，膜性肾病伴高凝状态本质为水瘀互结，与脾肾功能密切相关。津血同源，两者皆由脾胃运化而生，生理上可相互转化。病理状态下，脾虚则水湿失运，水液泛溢肌肤，脉中血液稠滞，终致津亏血瘀之变。脾主运化，肾司封藏，脾虚则精微失摄，肾虚则固摄无权，致蛋白等精微外泄，进而累及津液代谢，故见畏寒肢冷等症。由此可见，脾肾亏虚实为膜性肾病之根本。

痰为水液代谢失常、聚积内生之病理产物，瘀血乃血行滞涩、脉络痹阻之病理结果，两者同源互化。脾肾既虚，脾失健运则津停成痰，痰阻气机则血滞为瘀，久病痰瘀胶结。故痰瘀既是膜性肾病的病理产物，亦是高凝状态形成的关键病机。中医针对痰瘀互结之证辨证施治，常获良效。

三、从痰瘀论治膜性肾病的中药方剂

瘀血作为膜性肾病的重要病理产物和致病因素，可出现在疾病的各个阶段。张仲景在《金匮要略·水气病脉证并治》中提出："血不利则为水，名曰血分。"隋代巢元方在《诸病源候论》中亦载："血水相并，津液壅滞，脾胃衰弱者，水气流溢，变为水肿。"也就是说，血病可及水，水病亦可犯血，瘀与水结，缠绵不休，血瘀肾络，络脉不通，肾气亏损，久则伤精耗气。

温玉伟主任临证治疗膜性肾病时，常用补阳还五汤合二陈汤加减。二陈汤中法半夏、陈皮、茯苓化痰除湿；补阳还五汤中当归、桃仁、红花、川芎活血化瘀；党参、黄芪益气健脾补肾；赤芍凉血散瘀。诸药共奏益气

健脾、补肾化痰、活血通络之效。研究表明，补阳还五汤兼具养血补血之功，并可显著改善血液流变学指标，调节脂质代谢，延缓动脉硬化进程。方中黄芪益气行血，化瘀不伤正，与活血药相伍可抑制纤维蛋白原合成，降低血栓风险；地龙性善走窜，功擅通经活络、软坚散结，尤能入肾络祛瘀，配伍黄芪则益气行水、化瘀通络之力倍增；山茱萸滋肾固精，兼能通脉以助血行，菟丝子与之相须为用，可平调肾中阴阳，增强机体免疫，抑制炎症反应。

四、膜性肾病的中医治疗特色——虫类药的使用

虫类药被誉为血肉有情之品，具有搜剔络瘀、透达伏邪之效。张仲景在《金匮要略》中云："血不利则为水。"由此可见，脾虚水停，阻滞气机，血行不畅，久则成瘀，瘀血阻滞则进一步加重津液内停的程度，两者互相影响。温玉伟主任认为，肾病是内络成病，一般活血药物难以发挥效用，而虫类药因其走窜之性，能够深入病灶，撼动病根。故而，临证时常用蝉蜕、僵蚕、土鳖虫、水蛭、地龙、全蝎等虫类药，疗效颇佳。

蝉蜕具有疏风清热、利咽止痉之功效，对肾病，尤其是蛋白尿患者效果颇佳，且有利水消肿之作用。僵蚕善于息风止痉、化痰散结止痛；研究表明，僵蚕的有效成分具有良好的抗凝机制，可预防肾纤维化。地龙归肝、脾、膀胱经，能通经活络、平喘利水、清热定惊；药理学研究指出，其有抗凝、抗氧化应激反应等作用，可有效预防血栓形成。水蛭具有破血逐瘀、通经络之效；研究显示其有抗凝、抗炎性反应、抗氧化等功效，能显著改善肾周循环。全蝎归肝经，有息风止痉、解毒散结、通络止痛之功效；药理学研究证实，其有效成分除具备抗凝作用外，还具有抑制肿瘤细胞生长、抗癫痫、抑制细菌生长等作用；将全蝎有效成分提纯后，能明显抑制血小板聚集。温玉伟主任指出，膜性肾病伴水肿、瘀血的患者尤适宜用虫类药物治疗。但在治疗期间，应注意适当补益脾肾，加用黄芪、白术、党参、山药等药，以顾护脾胃；只有肾气充足，固摄封藏之力方能有效发挥。此外，应用虫类药治疗时，应遵循中病即止的原则，以免损伤正气。

　　膜性肾病患者的西医疗法常给予足量糖皮质激素联合免疫抑制剂或细胞毒性药物，而此类药物多属纯阳之品，大量使用会损伤正气，耗伤内阴，使体内出现湿热、湿浊证候。针对这种情况，温玉伟主任常适当使用虫类药物，以降低激素类药物的不良反应。例如，在激素应用早期，患者阴虚火旺，可给予地龙、僵蚕、龙骨、牡蛎等咸寒之品，以清热解毒，滋补肾阴；后期激素用药持续减量，患者多伴有气阴两虚，可给予龟甲、鳖甲等滋阴潜阳。

　　温玉伟主任还强调，对于膜性肾病伴水肿患者，在通肾络的同时，还应注重辨证论治。若患者湿浊内盛，可加用芳香之品醒脾除湿，如佩兰、藿香等；若尿中泡沫多，可给予金钱草、黄蜀葵花等以清热利湿；若尿血明显，则加用小蓟、仙鹤草、白茅根、茜草等凉血止血；若血脂偏高，可加用焦三仙、五灵脂、红曲米等升清泌浊；若外感明显，加防风、荆芥、白术等同黄芪配伍，以益气固肺卫；若腰膝酸软，可加用槲寄生、牛膝等以补肾强腰。

　　综上，膜性肾病以脾肾亏虚为本，痰瘀互结为标，治疗应以补肾健脾为主，化瘀祛痰为标，同时重视应用虫类制剂，往往能取得满意疗效。

第四节　慢性肾功能不全的诊疗经验

慢性肾功能不全（chronic renal insufficiency，CRF）也称慢性肾衰竭，是各种原发性肾脏疾病或其他全身疾病引起的慢性肾实质损伤，进而导致机体水、电解质代谢紊乱，酸碱失衡，激素分泌及调节能力下降等系列临床表现，是各种慢性肾脏疾病进行性发展的最终结局。温玉伟主任结合疾病特点及发展规律，将其归为中医"虚劳""水肿""癃闭""腰痛"等范畴。

一、慢性肾功能不全的西医学病因

慢性肾功能不全的病因众多，可分为原发性肾脏疾病、泌尿系统梗阻性疾病、继发性肾脏疾病与中毒四类。

温玉伟主任认为，从西医学的角度来看，慢性肾功能不全发病与以下因素相关：①肾单位高灌注、高滤过、高代谢；②肾组织上皮细胞表型转化的作用；③细胞因子和生长因子的作用；④醛固酮增多导致的肾小球硬化或纤维化病变。

二、慢性肾功能不全的中医学病因病机

温玉伟主任认为，从中医学的角度来看，慢性肾功能不全的病因包括：①素体因素：脾肾先天禀赋不足，致脾肾亏虚；②主因：生活、饮食及其他因素损伤脾肾后天功能，导致肾分清泌浊能力下降，湿浊毒素滞留体内；③诱因：感受外邪、劳累过度、饮食不节、情志内伤等。

慢性肾功能不全的病机特点为正虚邪实。正虚以肾虚为本，涉及脾、心、肝、肺及气血阴阳的虚损；邪实包括湿浊、浊毒和瘀血，虚、湿、毒、瘀相互交织，相互关联，相互为害。

三、慢性肾功能不全的西医治疗

西医治疗慢性肾功能不全患者时，应限制蛋白质摄入量，控制感染，积极治疗原发病，以保护健存肾单位，同时将血压、血糖、蛋白尿及血肌酐水平控制在理想范围。有效应用 ACEI/ARB 类药物、积极纠正贫血等措施，均能延缓慢性肾脏病的进展，提高患者生活质量及生存率。

替代治疗方面，当肾小球滤过率（GFR）小于 10mL/min，且出现显著尿毒症表现或患者进入慢性肾脏病终末期时，应实施肾脏替代疗法。肾脏替代疗法包括血液透析、腹膜透析及肾脏移植，以上三种疗法在临床上可相互补充。

四、慢性肾功能不全的中医治疗

慢性肾功能不全作为一组临床综合征，其病机复杂，不同时期证候变化显著，故治疗需结合原发病，遵循标本兼治、分期论治、辨证与辨病结合的原则，综合治疗。

（一）中药汤剂

1. 脾胃虚弱证

主要症状：面色苍白，全身乏力，四肢酸痛，纳呆食少，腹胀，大便溏薄，小便短少，口淡不渴或口臭，四肢不温，舌淡胖大，边有齿痕，脉细弱。

治法：健脾益气，和胃化湿。

处方：香砂六君子汤加减。

加减：若胃痛喜温畏寒，加干姜、桂枝以温阳散寒。

2. 脾肾阳虚证

主要症状：面色苍白，神疲乏力，腰膝酸痛，畏寒肢凉，大便溏薄或干结，小便清长，舌淡，脉沉弱。

治法：温补脾肾。

处方：实脾饮加减。

加减：若纳食不馨，加砂仁、竹茹醒脾和胃。

3. 肝肾阴虚证

主要症状：皮肤干燥，口苦咽干，渴喜凉饮，口臭，五心烦热，腰膝酸软，大便干结，舌红少苔，脉弦细。

兼症：肝阳上亢者，兼见头痛头晕，耳鸣烦躁；湿热内蕴者，可见尿频，尿痛，舌苔根部黄腻；兼瘀血者，面色晦暗，口唇紫暗，舌质紫暗。

治法：滋养肝肾。

处方：六味地黄汤加味。

加减：腰痛明显者，加牛膝、桑寄生以补肾，强腰膝；头晕头痛、耳鸣烦躁者，加天麻、杭菊花以平肝潜阳；尿频尿痛、舌苔根黄腻者，加六月雪、黄柏以清热利湿；面色晦涩、舌质青紫者，加丹参、川牛膝以活血祛瘀。

4. 气阴两虚证

主要症状：面色萎黄，倦怠乏力，口干口臭，手足心热，尿少色黄，舌淡红，苔薄，脉细。

治法：益气养阴。

处方：参芪麦味地黄汤加减。

加减：恶心呕吐者，去山药，加白术、黄连、竹茹以健脾和胃止呕；腰痛者，加牛膝、杜仲以补肾强腰膝；头晕头痛、失眠多梦者，加天麻、杭菊花、白芍以平肝养血安神。

5. 阴阳两虚证

主要症状：神疲乏力，畏寒肢冷，兼手足心热，口中尿臭，口干欲饮而不多，腰膝酸软，纳差，大便溏薄或干结，小便清长，舌淡胖，边有齿痕，脉沉细或沉弱。

治法：阴阳双补。

处方：金匮肾气丸加味。

加减：大便干结者，加大黄、肉苁蓉以温阳通便；神疲明显者，加人参或西洋参以大补元气；水肿尿少者，加牛膝、车前子、桑白皮以利水消肿。

6. 常见兼证

湿浊、水气、浊毒、血瘀是慢性肾功能不全患者的常见兼症，利湿泄浊、化气行水、化毒泄浊、活血化瘀是常用的治法。

（二）中成药及中药制剂

百令胶囊、金水宝胶囊等以发酵虫草粉为主要成分的中成药含有虫草酸、甾体、甘露醇等19种氨基酸。研究发现，发酵虫草粉具有增强免疫、降血脂、抗炎等作用，可改善肾功能、提高营养状态，调节蛋白质代谢，减少其代谢产物在体内堆积。此外，有研究表明，发酵虫草粉在改善患者生存质量方面亦有显著疗效。肾康注射液是包含大黄、黄芪、红花、丹参等多味中药的注射制剂，具有改善氮质血症、调节脂质代谢、增加肾血流量、调节免疫等作用。

（三）中药保留灌肠

中药保留灌肠疗法是类似腹膜透析的"肠道透析"，是中医学治疗慢性肾功能不全的特色疗法。中药保留灌肠通过弥散及超滤作用清除体液中的代谢毒素，同时使药物有效成分吸收入血，从而发挥治疗作用。因操作简便、疗效显著，该疗法被广泛应用。温玉伟主任常用的中药保留灌肠处方，系从《金匮要略》大黄附子汤化裁而来，药物组成为酒大黄30g、附子10g、煅牡蛎20g、丹参30g、蒲公英30g。方中酒大黄通腑泄浊、清热燥湿、解毒活血；附子温补脾肾、散寒除湿。两药配伍，独具特色。大黄大苦大寒，附子大辛大热，张仲景将两种性同水火的药物融于同一方剂中，首开大黄与附子配伍之先河。正如明代张景岳所言："附子、大黄者，乱世之良将也。"《金匮要略心典》载程氏曰："大黄苦寒，走而不守，得附子、细辛之大热，则寒性散而走泄之性存是也。"大黄入血分，攻积导滞、泄下破结；附子入气分，温里助阳、散寒止痛。两者寒热相制，既存大黄走泄之效，又留附子温通之用，共奏温下寒实积滞之功。煅牡蛎味咸、涩，性微寒，归肝、肾经，可平肝潜阳、收敛固涩，防大黄攻泄太过，且"敛正气而不敛邪气"。蒲公英清热解毒、消肿利湿，以助大黄。丹参通经活络、引药入血，古人云"丹参一味，功同四物"，其与大黄相伍，一破一化，活血逐瘀之力专。诸药合用，共奏泻浊补肾、除湿清热、活血解毒之效，冀以推陈致新、邪祛正复。

（四）穴位贴敷疗法

穴位贴敷疗法以经络学说为理论依据，在辨证施治的前提下，将中药贴敷于体表特定穴位，通过手法按压或离子导入，使药物透过皮肤刺激穴位及经络，从而达到治疗目的。该疗法作为内服治疗的补充，既可为不耐受中药内服者提供替代方案，亦可与内服疗法联合应用，常获良效。

温玉伟主任常用复元四红散进行穴位贴敷，该方源自复元活血汤，取"化瘀血、复元气"之意。方中"四红"指红花、赤芍、丹参、大血藤四药，四药均入血分，共奏活血通络之功。四药虽非补养之品，却共奏攻下除瘀之效。红花活血通经、行滞止痛，善治瘀血阻滞诸证；大血藤活血通络、解毒祛风；赤芍苦寒泄热，《神农本草经读》云"益气者，谓邪气得攻而净，则元气自然受益"，非谓其能直接补气，乃邪祛则正安之意；虽然《神农本草经》言丹参"益气"，《名医别录》言丹参"养血"，实际均为瘀血积滞消除，患者正气自复之意，体现了以通为补的治疗方法。四种药物联合应用，能够化瘀活血、通络解毒、恢复元气。川芎、乳香、没药芳香行气，助血运行以调节脏腑功能；大黄苦寒荡涤，推陈致新；甘草性平，调和诸药，能够缓解其他药物的烈性，降低药物对皮肤的刺激。全方合"祛菀陈莝"之旨，攻补兼施，使"去者去，生者生，痛自舒而元自复"，共收化瘀通络、解毒复元之效。

（五）中药药浴疗法

中药药浴疗法是中医外治领域的特色疗法，又称"皮肤透析"，乃"开腠泄浊以祛已生之邪"之意。早在《理瀹骈文》中便有"外治之理即内治之理"的记载，其核心机制是利用皮肤作为天然半透膜，通过汗液排出毒素，从而达到《黄帝内经》所言"洁净府"之效，对改善患者全身症状亦有显著作用。此外，温热效应可缓解外周血管收缩，减轻水肿及高血压。中药活性成分经皮肤吸收，可发挥抗炎、抗氧化、调节免疫等作用。温玉伟主任治疗慢性肾功能不全，基础方多选用大黄、黄芪、麻黄、桂枝、细辛、艾叶、花椒、红花或丹参、苍术或茯苓等药。其中大黄通腑泄浊，抑制肠道毒素吸收；黄芪补气利水，减轻蛋白尿；麻黄、桂枝解表，且桂枝温经通阳，可促进血液循环；细辛、艾叶温经散寒止痛；花椒温通止痛、抑菌止痒；红花 / 丹参活血化瘀，改善肾纤维化；苍术 / 茯苓健脾祛湿，缓解水肿。脾肾气虚证加党参、白术，湿热内蕴证加黄柏、车前草；血瘀证加益母草、川芎。中药药浴疗法具体操作方法如下。①药液制备：将中药煎煮 30 分钟，滤出药液，加入浴水中（水温 38 ～ 42℃）。②浴疗时间：每次 15 ～ 30 分钟，每周 2 ～ 3 次，避免空腹或饱餐后立即进行。③注意事项：监测血压、心率，防止虚脱；皮肤溃烂者禁用；浴后补充水分。

第五节 IgA 肾病的中医治疗经验

IgA 肾病是最常见的原发性肾小球疾病之一，在中医学理论体系中虽无明确对应病名，但根据其症状，可将其归属于"尿血""水肿""腰痛"等范畴。中医在治疗 IgA 肾病时，主要依据患者症状、体质及疾病发展阶段辨证施治，旨在调和气血阴阳，增强机体的自我修复能力，以达治愈或缓解疾病的目的。温玉伟主任临证 30 余年，一直致力于慢性肾脏病的中医诊治，积累了丰富的临床经验，现将其对 IgA 肾病的认识及中医药诊疗经验总结如下。

一、IgA 肾病的病因病机

首先，从外感因素的角度来看，温玉伟主任认为 IgA 肾病的发生与风邪外袭有着密不可分的关系。风邪或兼夹热邪，或入里化热，侵入人体，首先会侵袭肺部，进而向下蔓延至膀胱。这一过程易致水道不畅，热邪在下焦部位积聚，可引发水肿和尿血等一系列症状。故风邪是 IgA 肾病发病的重要诱因之一。

其次，IgA 肾病的发生与正气虚弱密切相关。正气虚弱主要表现为脾肾气虚和肝肾阴虚。脾肾气虚的形成多由于患者素体气虚或劳累过度，导致脾气不能升清，肾气失去封藏功能，从而出现蛋白尿、血尿等症状。肝肾阴虚则多因烦劳过度或素体阴虚所致，阴虚生内热，热邪又会进一步损伤肾络，进而诱发尿血等症状。

再者，IgA 肾病的发生与湿热内蕴有着紧密的联系。湿热之邪可因外感或内伤而生，一旦形成，便会阻滞气机，进而影响脏腑功能的正常发挥。

湿热蕴结于下焦，会导致水道受阻，灼伤血络从而引发水肿、尿血等症状。同时，湿热之邪还会对肾络造成损伤，进一步加重肾脏的损伤程度。

此外，中医经典文献中有关肾病的记载颇为丰富，为后世医家治疗 IgA 肾病提供了宝贵的理论依据和实践指导。如《素问·气厥论》云："胞移热于膀胱，则癃，溺血。"这一论述揭示了 IgA 肾病尿血症状与膀胱热结的关系。在中医学理论中，膀胱热结可导致尿液排泄不畅，进而出现尿血症状。这一理论为后世医家在治疗 IgA 肾病时重视清热利尿、凉血止血的治法提供了依据。

二、IgA 肾病的辨证论治

在 IgA 肾病的治疗过程中，温玉伟主任根据患者的病情变化，通常将其分为急性期和缓解期两个阶段进行辨证施治。

（一）急性期

急性期是 IgA 肾病发病的初期阶段，此阶段多因感受外邪而诱发。急性期 IgA 肾病的中医分型主要为外感风热证和风湿证。

1. 外感风热证

主要症状：水肿的突然发作或加重，多表现在头面部，尿液颜色偏红或出现镜下血尿，小便短赤，可能伴有发热、畏寒、流浊涕、咽红热痛等外感症状，舌边尖红，苔薄白或薄黄，脉浮数。

治法：疏散风热，清热解毒。

处方：银翘散加减。

2. 风湿证

主要症状：肢体水肿，腰腹胀满，小便频数，尿液混浊等，可能伴有大便干结、尿红赤或镜下血尿、腹痛即泻、心烦口渴等症状，舌红，苔黄腻，脉滑数。

治法：清热利湿，凉血止血。

处方：五皮饮合二陈汤加减。

（二）缓解期

缓解期是 IgA 肾病病情相对稳定的阶段，此时需要继续巩固治疗成果，防止病情复发。缓解期 IgA 肾病的中医分型主要为脾肾气虚证和肝肾阴虚证。

1. 脾肾气虚证

主要症状：镜下血尿或伴有蛋白尿，神疲无力，腰膝酸软，可能伴有大便稀溏、尿沫增多等症状，舌两边有齿痕，舌体胖大，苔薄白或薄黄而干，脉细数而无力。

治法：益气通络，固本培元。

治法：参苓白术散合水陆二仙丹加减。

2. 肝肾阴虚证

主要症状：镜下血尿或蛋白尿，大便偏干，五心烦热，咽干而痛，可能伴有头目眩晕、耳鸣腰痛、自汗盗汗等症状，舌红，苔干，脉细数。

治法：滋补肝肾、养阴清热。

处方：知柏地黄丸合二至丸加减。

三、组方妙药

温玉伟主任治疗 IgA 肾病常使用以下方剂及中药。

（一）常用方剂

1. 补中益气汤

补中益气汤是中医传统方剂之一，旨在益气健脾，提高身体的抗病能力，有助于 IgA 肾病的缓解。该方剂由党参、甘草、当归、柴胡等多味中药组成，每一味中药都发挥着独特的功效。党参能补中益气，甘草可调和药性，当归补血活血，柴胡则能疏肝解郁。患者常出现脾虚气弱、气不摄血的问题，此方旨在调和气血，增强机体的正气，从而缓解 IgA 肾病的症状。

2. 知柏地黄汤

知柏地黄汤由知母、黄柏、山茱萸、茯苓、泽泻等中药组成，具有滋阴降火、清利湿热等功效，可用于治疗阴虚内热证。该方剂能够缓解 IgA 肾病患者腰部酸痛、手足心发热、便秘、尿赤等症状，改善患者的生活质量。

3. 益肾健脾系列方

益肾健脾系列方是基于脾肾亏虚兼湿、热、瘀的病机而制定的特色方剂。该系列方剂通过益肾健脾、清热祛湿、活血化瘀等治法，能够针对性地作用于 IgA 肾病的不同阶段和证型。医生在运用此系列方剂时，需要根据患者的具体病情灵活加减，以达到标本兼治的效果。

（二）常用中药

1. 黄芪

《珍珠囊补遗药性赋》称黄芪"益元气而补三焦"。《本经疏证》云："黄芪一源三派，浚三焦之根，利营卫之气，故凡营卫间阻滞，无不尽通。"黄芪作为常用中药之一，具有益气固表、增强免疫力等功效。在 IgA 肾病的治疗中，黄芪能够显著改善患者的气虚症状，提高机体的抗病能力，有助于疾病的康复。故临床遇到大量蛋白尿或伴有血肌酐升高的 IgA 肾病患者，若辨证为气虚证者，常重用黄芪 30 ～ 45g，以达益气行气、健脾除湿之功。

2. 当归

当归具有补血活血、调经止痛、润肠通便等功效，对于肾病患者血虚血瘀的病理状态有较好的改善作用。在 IgA 肾病的治疗中，当归能够改善患者的血液循环，缓解血瘀症状，促进疾病的恢复。

3. 茯苓

茯苓具有渗湿利水、健脾宁心等功效，有助于改善 IgA 肾病患者的水肿和心脾功能失调的症状。茯苓能够调节体内的水液代谢，减轻水肿症状，同时改善心脾功能，提高患者的生活质量。

4. 山茱萸

山茱萸具有补益肝肾、收敛固涩等功效，能够滋养肝肾，增强肝肾功能，固涩精气，适宜于肾病患者症见遗精、遗尿等，证属肝肾不足者，能够改善患者的相关症状。

5. 丹参

丹参具有活血化瘀、疏通经络等功效，能够改善患者的血液循环，对于肾病患者血瘀证的治疗具有积极意义。

（三）方药加减

在临床实际应用中，温玉伟主任认为使用中医特色方剂随证加减是治疗 IgA 肾病的关键。温玉伟主任根据患者的具体病情及体质特点，灵活选用不同的方剂和中药进行组合，以达到更佳的治疗效果。例如，对于肾功能受损严重的患者，可选用自拟方金草肾病汤加山茱萸、茯苓等药。

同时，在治疗过程中，应始终秉持整体观念与辨证论治的原则，根据病情变化及时调整治疗方案。这种个体化诊疗模式既能更好地满足患者的需求，亦能切实提升临床疗效。通过方剂与中药的配合使用，中医可在 IgA 肾病治疗中彰显独特优势，为患者康复提供了有效途径。

四、验案举隅

【医案 1】

李某，男性，42 岁。

初诊：2021 年 6 月 19 日。

现病史：患者因反复出现血尿和蛋白尿 2 年余，前来就诊。患者自诉平时容易感冒，尤其在劳累后，症状明显加剧，伴有腰膝酸软、神疲乏力、尿中泡沫绵密而多、经久不散、口干口苦、心烦、尿黄、便干等不适症状。查体结果显示患者面色晦暗，舌红，苔白，脉象沉细数。辅助检查示尿蛋白（++），红细胞 98/μL，24 小时尿蛋白总量检测结果为 1860mg/24h。经肾活检，患者被确诊为 IgA 肾病。

中医诊断：慢肾风（脾肾气虚兼湿热血瘀内阻证）。

辨证分析：根据患者的症状及舌脉表现，辨为脾肾气虚、湿热血瘀内阻证。在中医理论中，肾被视为先天之本，主藏精。肾气亏虚则会导致精微物质无法固守，进而出现蛋白尿；络脉瘀阻则会影响血液的正常运行，从而引发血尿。

治法：益气补肾，健脾化湿，活血化瘀。

处方：黄芪 30g，白术 10g，防风 10g，党参 10g，山药 15g，牡丹皮 10g，炒栀子 10g，川芎 15g，小蓟 30g，白茅根 20g，土茯苓 30g，当归 10g，桑螵蛸 10g，熟地黄 30g。

二诊：2021 年 7 月 6 日。

经过一段时间的治疗，患者症状有所改善，血尿和蛋白尿症状有所减轻，但仍有腰膝酸软和神疲乏力之感。舌脉情况与初诊时相同。尿常规检查显示红细胞数量有所减少，尿蛋白呈弱阳性。对原方进行了调整，加入枸杞 10g、菟丝子 20g 以增强补肾之力，同时加入蒲黄 10g 以加强活血化瘀的功效。这些药物的加入有助于进一步改善患者的症状。

三诊：2021 年 7 月 15 日。

二诊调整药物后，患者诸症消除，精神状态明显改善，复查尿常规结果显示各项指标均已恢复正常。查体见舌淡红，苔薄白，脉和缓有力，表明病情已得到有效控制。

按语：患者肺卫不足，劳累后病情反复发作。温玉伟主任认为，劳则耗伤脾肾精气，故见倦怠乏力；浊毒之邪损伤肾气，肾失固摄，故见尿中泡沫多而绵密；肺卫不足，风邪乘虚而入，迫血妄行，则出现肉眼血尿。治以补肾健脾、益气通络、活血化瘀。方中黄芪、党参为君药，旨在健脾补气，益气固本，增强机体的正气；血尿之症缠绵日久，多耗伤阴津，以熟地黄为臣药，取其清热滋阴之效；当归和川芎活血化瘀，以改善络脉瘀阻；佐以牡丹皮、炒栀子、小蓟凉血除湿止血，土茯苓、白茅根利湿泄浊，桑螵蛸补肾涩精。各药相辅相成，全方共奏补肾健脾、化湿通络、凉血止血之功。

二诊时患者虽检查指标有所改善，但仍有肾气不足之象，故加枸杞、菟丝子，以增强补肾之力。三诊患者症状明显好转，24 小时尿蛋白总量检测结果较前明显下降，肾功能有所恢复。

【医案 2】

张某，女性，38 岁。

初诊：2022 年 1 月 14 日。

主诉：血尿反复发作 3 年余。

现病史：患者 3 年余前感冒后出现肉眼血尿、泡沫尿，于当地医院检查示尿蛋白 +，红细胞 188/μL，血肌酐 168μmol/L，24 小时尿蛋白总量检测结果为 1150mg/24h。后行肾穿刺活检，病理类型为 IgA 肾病。对症给予激素、免疫抑制剂治疗，24 小时尿蛋白总量检测结果降至 520mg/24h。后未进行系统治疗。1 年前患者劳累后上述症状再次发生，伴下肢水肿，于我院住院治疗，检查示尿蛋白（++++），红细胞 108/μL，24 小时尿蛋白总量检测结果为 5610mg/24h，血肌酐升高至 285μmol/L，血浆白蛋白 22.8g/L，现症见尿中泡沫多且绵密，经久不散，尿色深，腰膝酸痛，倦怠乏力，五心烦热，渴喜饮冷，纳可，睡眠欠佳，入睡困难，大便溏，日 1～2 次，舌质暗，舌边尖红，苔腻，脉沉弦。

中医诊断：腰痛（脾肾气虚兼湿热内蕴证）。

治法：补肾健脾，清热利湿，化瘀通络。

处方：小蓟饮子加减。小蓟 30g，生地 15g，蒲黄炭 10g（包煎）、藕节 15g，滑石 20g（包煎），淡竹叶 10g，仙鹤草 20g，炒山栀 10g，黄芪 25g，茯苓 15g，当归 10g，甘草 6g。

每日 1 剂，早晚温服。嘱患者忌食辛辣、油腻性食物，注意休息，避免过度劳累。

二诊：2022 年 1 月 21 日。

患者服药 1 周后复诊，自诉血尿症状有所减轻，腰部酸痛感也有所缓解，但仍有口渴、心烦的症状，舌脉同前。故在前方基础上加茜草 10g、紫草 10g，以增强凉血止血之力。嘱患者继续服药，观察病情变化，如有不适，及时复诊。

三诊：2022 年 2 月 1 日。

患者再次复诊，自诉血尿症状基本消失，腰部酸痛、口渴、心烦等症状均明显改善，舌质红，苔薄黄，脉稍数。尿常规检查示血尿明显改善。在上方基础上去三草（茜草、紫草、仙鹤草），加菟丝子15g、金樱子15g，以补肾固精，巩固疗效。嘱患者继续服药1周，巩固疗效，注意生活调养，避免复发。

按语：IgA肾病是一种免疫性肾脏疾病，主要表现为血尿、蛋白尿等症状。中医认为其发病与热邪内蕴、血热妄行有关。小蓟饮子作为经典方剂，具有清热凉血、利尿通淋的作用，适用于IgA肾病的治疗。本例患者血尿反复发作，伴腰部酸痛、口渴、心烦等症状，舌红苔黄，脉数，为典型的热结下焦证。故以小蓟饮子加减治疗，初诊时重在清热凉血、利尿通淋；二诊时患者症状有所减轻，但仍有口渴、心烦的症状，故加茜草、紫草以增强凉血止血之力；三诊时患者症状基本消失，故去三草，加菟丝子、金樱子以补肾固精，巩固疗效。在整个治疗过程中，温玉伟主任注重辨证施治，随证加减，取得了良好的治疗效果。同时，也需要提醒患者注意生活调养，避免过度劳累，改善不良饮食习惯，以预防疾病的复发。

IgA肾病患者易出现病情反复，部分患者有发展至终末期肾病的风险。西医治疗IgA肾病常使用激素、免疫抑制剂、扁桃体切除术等手段，治疗效果尚不理想。温玉伟主任基于多年临床实践提出，该病证属本虚标实，治疗当以通达三焦为要，全程注意固护脾肾，活用活血通络之品，重视对外感的防治，以避免外邪侵入，加重病情。温玉伟主任根据患者临床症状、体征，辨证施治，善用经方验方，及时调整用药，治疗IgA肾病取得了很好的临床疗效，其经验具有重要的学术价值与推广意义。

第六节　慢性肾脏病相关性瘙痒的中医诊疗经验

一、慢性肾脏病相关性瘙痒的发病机制

皮肤瘙痒是慢性肾脏病患者常见且难治的并发症，其病因及发生机制尚未完全明确，目前尚无规范的诊断标准及有效的治疗手段。对于皮肤科与肾病科医师而言，慢性肾脏病相关性瘙痒的治疗，都是个难题。其临床表现多样，西医治疗主要以润肤露保湿、局部使用普鲁卡因等麻醉剂或他克莫司乳膏改善症状，其他口服药只对很小部分患者有效，且大多为超范围治疗。

中医治疗慢性肾脏病相关性瘙痒具有独特优势，以内服汤药与外用中药联合治疗为特色，本节重点探讨温玉伟主任在此领域的诊疗经验。

风邪与湿邪是本病的主要致病因素，核心病机为血虚和血瘀。脉外卫气主防御外邪，脉内营气主濡养温煦，两者在皮肤瘙痒的发病中起着至关重要的作用。风盛则痒，如外风侵袭，而不得及时疏散，或循经入里，导致内风不祛；或内生风邪，如阴虚动风，血虚生风等。一旦阴血亏虚，则内风肆虐，循经出表，就会发为瘙痒。外风与内风相互影响，互为因果。

湿邪是本病的关键，可以加重瘙痒症状。湿邪分为外湿和内湿。慢性肾脏病患者，常伴脾肾两虚，水湿运化失常，水液输布失司，内生湿邪。湿邪内蕴，容易阻滞气机，导致气机运行不畅。气机失调，则容易导致清阳受困，使清阳不升、浊阴不降。湿邪黏腻，常与风、寒、热等邪合病。如果早期得不到控制，易酿生水饮、痰浊等，病势迁延，则疾病愈趋复杂，难以祛除。

精血濡养全身，血虚则肌肤失养而痒；久病必伤络，久病必有瘀，血液涩滞不畅，亦可致痒；血虚、血瘀还易生风生热，郁于肌表，而导致瘙痒。

二、慢性肾脏病相关性瘙痒的中医治疗

温玉伟主任基于慢性肾脏病相关性瘙痒的发病机制，确立了疏风、养血、祛湿、化瘀 4 大治则。

1. 散外风，息内风

若患者遇风瘙痒发作或加重，起病较急，伴外感症状，苔薄白，脉浮缓，治以散外风为主，选用荆芥穗、白鲜皮、地肤子等药，可随寒热属性加麻黄、桂枝或薄荷、牛蒡子。针对阴虚动风、血虚生风等内风证，可用天麻、钩藤、蒺藜等入络息风之品，缓解风邪上扰所致眩晕及高血压等病症。

2. 气血合治，行补合用

血虚患者常有面色萎黄无华、乏力倦怠、皮肤瘙痒如虫行皮中、皮肤表面干燥无光泽、舌色较淡、舌苔较少、脉搏微弱等症状；血瘀患者常有面色晦暗、肌肤干糙、肌肤似鳞、痒处易裂、舌质暗红伴瘀点或瘀斑、苔白、脉细涩等症状。治疗可首选当归、川芎，其中当归补血行血，补中有动，行中有补；当归与黄芪合用气血双补；川芎为"血中气药"，为气血病首选。伴阴虚的患者，可选用熟地黄、白芍等药；心神失养，可选用丹参、炒酸枣仁等药；血瘀较严重者，可选用延胡索、郁金、红花等药；若久病入络，可考虑加入乌梢蛇、土鳖虫等药。

3. 祛湿通络

湿浊较盛的患者常觉周身困重、四肢酸重，瘙痒也多发生于腰部以下，外用药物疗效不佳。严重者还可出现颜面部及双下肢水肿，小便不利，舌淡胖大，或边有齿痕，苔白腻，脉濡缓。故对于湿邪的治疗，应重视内外湿同治，常用的药物有半夏、苍术、厚朴、茯苓等；对久病、湿气较重者，可考虑使用青风藤和雷公藤，以助祛邪。

4. 通补兼施

病程较长且体质虚弱的患者，其瘙痒症状通常出现在躯干部位，常伴脘腹胀满、便秘、食少嗳气、舌苔薄白、脉弦。可以选择陈皮、枳实、薤白、木香等辛味药材，以通经祛邪。对寒邪凝滞者，可选用细辛、辛夷等；若因长期患病而成瘀血者，可用白花蛇、蜈蚣等。同时，为了实现通补并用的治疗效果，应当配伍麦门冬和党参等补益类药物，以达通而不耗、补而不滞之效。

中药熏洗属于中医特色疗法，对于顽固性慢性肾脏病相关性瘙痒有着很好的疗效。中药熏洗治疗仍应以息风止痒、养血祛瘀、调理营卫为主，并联合中药口服，效果更佳。外用中药熏洗方常用荆芥穗 15g、当归 25g、蒺藜 15g、地肤子 20g、白鲜皮 25g、苦参 15g、蛇床子 15g 等药。外用方式可选择泡洗或熏洗治疗，外用方式不同，选取药量亦不同。上文中药熏洗方的药量是泡洗的药量，泡洗时将药物浸泡后煎煮 20 ～ 30 分钟，取汁泡洗或反复擦洗至药物吸收，每部位擦洗 20 分钟左右。

以上是对治疗慢性肾脏病相关性瘙痒的临床经验总结，希望在日后临床中，我们能将这些经验积极应用于慢性肾脏病相关性瘙痒的治疗，来改善患者症状，减轻患者痛苦。

第七节　难治性肾病综合征的诊疗经验

一、难治性肾病综合征的西医诊疗

难治性肾病综合征（RNS）是公认的疑难病症之一，其病因病机目前尚未完全明确。但专家普遍认为其发病与患者病理类型、高凝状态、高脂血症、感染及糖皮质激素应用不当相关。

（一）难治性肾病综合征的西医学病因

RNS 的病因主要包括以下 4 个方面。

1. 严重的肾病病理类型

RNS 的病理类型多种多样，包括局灶节段性肾小球硬化、膜增生性肾小球肾炎、系膜增生性肾小球肾炎、膜性肾病及 IgA 肾病等。这些病理类型不仅影响肾脏的结构和功能，还决定了 RNS 的治疗反应和预后。例如，局灶节段性肾小球硬化患者常出现肾功能减退，对糖皮质激素和细胞毒剂的反应较差，易进展为慢性肾衰竭。膜性肾病患者则容易并发血栓栓塞，进一步加重病情。

2. 高凝状态和高脂血症

RNS 患者因大量蛋白尿，导致血清抗凝血酶及纤溶酶原等蛋白随尿丢失，引发高凝状态。同时，代偿白蛋白降低，促使肝脏代偿性合成脂蛋白和凝血因子，进一步加重了血液的高黏、高凝状态，造成肾脏低灌注，诱发肾小球系膜增生及硬化，降低肾脏对激素的敏感性。

3. 感染

RNS 患者因免疫球蛋白随尿丢失，以及糖皮质激素和细胞毒性药物的使用，导致患者免疫力下降，容易引发各种感染。而感染产生的大量炎性因子会造成免疫损伤，进而增加 RNS 复发风险。

4. 激素使用不规范

糖皮质激素、免疫抑制剂、细胞毒性药物等的使用，应遵循足量、足疗程的原则，并根据患者实际耐受情况及病情变化，及时调整剂量和治疗方案。错误的治疗方案，可能是 RNS 发生的重要诱因。

（二）难治性肾病综合征的西医治疗

RNS 的现代治疗以糖皮质激素为基础，结合患者实际情况，联合免疫抑制剂、细胞毒性药物或靶向药物等，同时给予对症治疗。对症治疗包括适当剂量利尿剂利尿消肿、抗凝药物预防血栓形成、ACEI/ARB 类药物降压及减轻蛋白尿、钠－葡萄糖协同转运蛋白 2（SGLT2 抑制剂）改善肾功能、输注人血白蛋白（短期）或优质蛋白饮食（长期）纠正低蛋白血症、调血脂、控制血糖、改善心功能、纠正电解质紊乱、降尿酸、抗感染等。

二、难治性肾病综合征的中医诊疗

（一）难治性肾病综合征的病因病机

由于难治性肾病综合征患者多表现为重度水肿，因此，温玉伟主任常将其归为中医学"水肿"范畴，并指出其病位与肺、脾、肾、肝及三焦相关，病机为枢机不和，三焦不利，清阳不升。

（二）难治性肾病综合征的中医治疗

1. 肾病综合征初期

肾病综合征早期常出现眼睑、双下肢、胸腹、腰背乃至全身浮肿，可辨证为风水证、膀胱蓄水证、水热互结证及少阴证。温玉伟主任指出本病治疗的关键在于利水退肿，兼以活血养阴。

因肾病综合征患者常出现高脂血症及高纤维蛋白血症所致的高凝状态，即中医学的"瘀血证"，故需要应用活血化瘀药物，温玉伟主任常在桃仁、红花、川芎等活血化瘀药的基础上，加土鳖虫、僵蚕、地龙、蝉蜕等虫类药，以增强活血化瘀之效。

2. 肾病综合征后期

肾病综合征后期，温玉伟主任将治疗重心转向"澄源固本"。一方面，根据患者临床症状及体征进行辨证论治，祛除诱因，达到"澄源"的治疗目标；另一方面，针对患者已经出现大量蛋白流失，以及糖皮质激素联合免疫抑制剂的使用对人体正气及精血带来的损耗，应给予药物或饮食调补，避免复发。

在药补方面，常用冬虫夏草、黑豆、黄芪、丹参、西洋参、金樱子、芡实、菟丝子、山药、熟地黄、山茱萸等中药，以补肾健脾、益气养阴。这些药物能够增强机体免疫力，促进肾功能恢复，减少尿蛋白的漏出，从而达到巩固疗效的目的。

除了药补，食补也是肾病综合征后期治疗的重要一环。患者应根据自身情况选择适宜的食材，如黑豆、黑芝麻、枸杞等，这些食物具有补肾养血、滋阴润燥的功效，有助于改善患者的症状。

三、中西医结合治疗难治性肾病综合征的经验

（一）激素初始治疗阶段

在激素初始治疗阶段，由于激素的副作用，患者容易出现阴虚阳亢、气机失调等证。温玉伟主任治疗时常以平衡阴阳、调理气机为主，同时兼顾湿热、热毒、瘀血等标实证候的调理。此阶段可使用知柏地黄丸加减治疗，以滋阴降火。

（二）激素减量治疗阶段

在激素减量治疗阶段，患者往往出现激素撤药综合征，证候多由阴虚

向气虚、阳虚转化。温玉伟主任治疗时，多用益气养阴、温补脾肾之法，以提高肾上腺皮质功能减退时机体的适应能力。温玉伟主任常用右归丸、大补元煎等方剂，以温补肾阳、益气养阴，帮助患者平稳度过激素减量阶段。同时，还应注重患者的心理调护。因为在激素减量过程中，患者往往会出现焦虑、抑郁等情绪问题。通过心理疏导和中医情志调理，能够帮助患者缓解情绪压力，提高治疗效果。

（三）激素维持治疗阶段

在激素维持治疗阶段，部分患者的病情已经得到一定程度的缓解。此时，温玉伟主任常用健脾补肾、固本培元之法，巩固疗效、防止复发。通过健脾补肾的方法，增强患者的机体免疫力和抗病能力；兼以益气养阴，以滋养阴液、平衡阴阳。难治性肾病综合征的中医药治疗策略应根据患者的具体情况和不同阶段进行个体化的调整。通过中西医结合治疗的方法，发挥各自的优势，提高治疗效果，帮助患者更好地恢复健康。

（四）从"少阳"证论治难治性肾病综合征

难治性肾病综合征与肝及三焦密切相关，少阳病为治疗的重要切入点。具体体现在以下两点。

其一，肾病综合征发病隐匿，早期患者并无明显临床表现，随着大量蛋白尿流失，才逐渐出现水肿等不适症状，加之病情缠绵迁延反复，预后不良，因此，其特点可总结为脏腑虚损、容易感受外邪、起病隐匿、发病时急时缓、病情缠绵反复，而这些都与《伤寒论》中关于少阳病特点的描述"正邪分争，寒热往来，休作有时"相一致。

其二，难治性肾病综合征属于中医"水肿""虚劳""癃闭"等范畴。而少阳主胆与三焦。胆与肝相表里，肝主疏泄气机，胆又与体内气之升发功能相关，能够助阳气温煦四肢及脏腑，荣养周身，故有"凡十一脏皆取决于胆"之说；而《难经》中提到，三焦是"原气之别使"，即所谓"水谷之道路，气之所终始"。

温玉伟主任常用柴胡类方从少阳致病角度对本病进行治疗，其中最常用的方剂就是小柴胡汤。小柴胡汤以柴胡和黄芩为核心药对，柴胡升发、疏理气机，黄芩苦寒燥湿，两者配伍，能够清肝利胆，和解少阳。《神农本草经》云柴胡："味苦，平，主心腹，去肠胃中结气、饮食积聚、寒热邪气，推陈致新。"叶天士释云："柴胡升达胆气，则肝能散精，而饮食积聚自下……和解少阳，故主寒热邪气……得天地春升之性，入少阳以生气血，故主推陈致新也。"温玉伟主任认为小柴胡汤寒温并用、攻补兼施、协调气机，其用于表证能和解少阳，清邪热；用于里证，能疏利三焦，宣通里外，运转枢机。但温玉伟主任也强调柴胡类方的核心在于柴胡、黄芩，柴胡类方除《伤寒论》柴胡6方外，还包含逍遥散、四逆散等方。温玉伟主任的新见，不仅深化了对柴胡类方的认知，还极大地提高了柴胡类方的临床适用范围，使难治性肾病综合征患者获得满意的疗效，显著改善预后水平。

第八节 激素不良反应的中医治疗经验

激素作为常用的免疫抑制剂，被广泛运用于肾病综合征、慢性肾小球肾炎等肾脏疾病。因其疗程较长，相关不良反应难以避免。长期大剂量使用激素，可引起的不良反应包括肥胖、高血糖、水钠潴留、高血压、低血钾、骨质疏松、胃及十二指肠溃疡等，同时可能诱发或加重感染。

一、中医辨病、辨证及其他治疗

温玉伟主任认为临床应综合考虑患者的体质、饮食习惯、生活环境及激素应用的不同阶段等因素，遵循因时、因地、因人制宜的原则，从整体观念出发，调治疾病。

辨病治疗是以西医学诊断和现代药理学研究为基础，针对病因、病理机制选用中药进行治疗；辨证治疗是以中医证候为核心，依据四诊信息确立治则。两者各具特色，温玉伟主任主张临床采用病证结合、中西医互参的诊疗模式以取长补短。

（一）辨病治疗

冬虫夏草可促进肾小管上皮细胞再生与修复，加速激素所致肾损伤的肾功能恢复，对肾缺血、缺氧损伤具有显著保护作用，临床应用的金水宝胶囊、百令片均为冬虫夏草发酵菌提取物。研究证实，大黄既能抑制细胞过度增生与肥大，又可抑制细胞外基质聚集，延缓间质纤维化，其在慢性肾脏病中的治疗作用已获临床验证。大黄的用量因人而异，常用量为每日10g左右。川芎可增加肾血流量，保护肾小管功能；丹参能改善肾血流量，并促进肾小管上皮细胞修复；黄芪可防治肾小管损伤。川芎、丹参、黄芪的日常用量均为 15 ～ 20g。

（二）辨证治疗

中医辨证论治强调依据患者的症状与体征进行辨证。激素的不良反应常表现为不同的中医证型，如使用大剂量激素的早期会助阳生热，多表现为咽痛、食欲旺盛、痤疮、舌红、苔黄、脉数等实热证；应用激素时间较长，又可因阴液耗损，导致阴虚生热，出现口干、口渴、手足心热、腰酸等阴虚火旺证；在激素减量过程中，也可能由于阳虚而生寒。故应根据患者临床症状，辨证论治。

1. 阳热亢盛证

若患者表现为口舌生疮、咽痛、烦躁，兼见舌红、脉数等症状，属阳热亢盛，治以清热解毒，可选用金银花、连翘、栀子、生地黄等药。

2. 阴虚火旺证

激素被视为温热之品，长期使用易致阴液耗损，引发阴虚火旺的症状。温玉伟主任主张使用生地黄、知母、黄柏、熟地黄、女贞子等具有滋阴降火作用的药物，以减轻激素的温热之性。

3. 湿热内蕴证

激素可能致使体内湿热内蕴，进而出现水肿、皮肤瘙痒等症状。温玉伟主任认为，治疗宜采用清热利湿法，选用泽泻、茯苓、车前子等利水渗湿药，以及金银花、蒲公英等清热解毒药。

4. 气血失调证

中医学认为气血失调是诸多疾病的发病基础。温玉伟主任主张运用调和气血之法，选用当归、川芎等补血药与柴胡、陈皮等行气药，以改善患者的气血状态。

5. 脾胃虚弱证

激素治疗可能影响消化系统功能，导致患者出现食欲不振、胃肠道不适等症状。温玉伟主任运用党参、白术、山药、白芍等健脾益胃药，以调节脾胃功能。

6. 肾阳虚证

若患者阳虚寒盛，应重用淫羊藿、补骨脂、巴戟天、制附子、肉桂等温肾助阳之药。

7. 气阴两虚证

若患者出现体倦乏力、口干、口渴、手足心热，且舌淡、脉细数，则属气阴两虚证，治以补气滋阴，可选用黄芪、党参、生地黄、女贞子等药。

8. 阴阳两虚证

若肾病迁延日久，患者出现腰膝酸软、乏力、口干、口渴、畏寒肢冷等症状，辨证为阴阳两虚证，可选用熟地黄、山药、山茱萸、肉桂、制附子、枸杞子等药。

此外，肾病综合征、慢性肾炎等多伴有高凝状态，临证时可酌加桃仁、益母草、泽兰、川芎等活血利水药，亦可根据经验选择一些传统的中药成方，如六味地黄丸、知柏地黄丸等，这些成方在临床使用中已证明对减轻激素不良反应有一定的帮助。同时，温玉伟主任认为，中医治疗还强调生活方式的调整，如合理饮食、适量运动、保持良好的作息习惯等，以帮助患者改善症状和调整体质。

（三）其他治疗

在口服中药汤剂的基础上，配合其他疗法，可有效减轻激素的不良反应，提高临床疗效。具体方法有以下 5 种。

1. 中药静脉注射

中药静脉注射是指通过静脉输注中药制剂来发挥治疗作用。

2. 中药灌肠法

中药灌肠法是通过灌肠的方式将中药直接作用于大肠，借助肠道吸收及通便排毒来治疗。

3. 中药贴敷法

中药贴敷法是指通过外敷中药贴剂来治疗相关疾病。常用贴敷制剂有益肾消肿贴、益肾降浊贴等。

4. 中药泡洗法

中药泡洗法是通过泡洗的方式将中药成分渗透到皮肤表层达到治疗效果。中药泡洗方包括排毒泡洗方和消肿泡洗方等。

5. 耳穴压豆法

耳穴压豆法常取神门、心、肾等穴位，用于治疗激素使用后出现的失眠、焦虑等症状。

二、验案举隅

【医案 1】

患者，男，50 岁。患者患有肾病综合征，接受激素治疗 1 个月后，因乏力等症状前来就诊。现症见乏力、纳差、腹胀、便溏、口干、口苦、舌淡红、苔薄黄、脉沉细数。患者脾虚湿盛，湿热内蕴。治疗予中药煎剂内服，以健脾利湿为法，药用党参、茯苓、泽泻、白术、黄芩、栀子等；并外用益肾降浊贴敷脐治疗。

治疗 2 个月后，患者的水肿缓解、体重增加、尿蛋白改善，临床症状明显缓解。

【医案 2】

患者，女，40 岁。患者因肾病综合征接受激素治疗，出现睡眠不佳、情绪波动等症状。现症见口干、口渴、乏力、夜寐差、腰膝酸软、舌淡红、苔薄白、脉细数。中医诊断为肝肾阴虚证。治疗予中药煎剂内服，以滋补肝肾为主要治法，药用熟地黄、山茱萸、山药、柴胡、酸枣仁、远志等；同时使用王不留行籽耳穴压豆法治疗。

治疗 2 个月后，患者的睡眠不佳、情绪波动等症状明显改善。

第九节 狼疮性肾炎的中西医结合诊疗经验

一、中西医结合治疗狼疮性肾炎的理论依据

系统性红斑狼疮（systemic lupus erythematosus，SLE）是一种累及多系统的自身免疫性疾病，可对多器官及组织造成损伤。狼疮性肾炎（lupus nephritis，LN）是其常见并发症之一，亦是 SLE 的主要致死原因之一。

中医学无狼疮性肾炎病名，根据其临床表现及发展规律，可将其按阶段归属"水肿""腰痛""阴阳毒""痹证""阳毒发斑"等范畴。其病因为肝肾禀赋不足，以及后天劳倦过度、七情内伤，导致阴阳失调、热毒瘀血互结。因本病临床表现复杂多样，目前中医界尚未形成统一分型标准。综合历代医家观点及临床实践，建议狼疮性肾炎按照发作期、缓解期、维持期进行辨证论治，对应证型分别为热毒壅盛证、气阴两虚证、脾肾亏虚证。

西医学认为狼疮性肾炎的发病与遗传因素密切相关，感染、药物损伤、环境及雌激素分泌异常等因素引发体内免疫系统损伤，持续产生致病抗体及相关复合物，是本病发生的根本原因。其主要病机在于自身免疫系统紊乱，引发系列抗原－抗体反应，产生一系列免疫应答反应，对各系统多脏器造成损伤。当产生的免疫复合物在肾小球内不断沉积后，就会发生狼疮性肾炎。对于本病的治疗，多数研究者认为应以控制狼疮活动、保护肾功能、延缓组织纤维化为主。临床常给予足量激素联合环磷酰胺治疗。有研究指出，来氟米特、环孢素 A、他克莫司等对本病的治疗也有显著疗效。西医学治疗的优势在于起效迅速、能够显著降低蛋白尿、保护肾功能，但患者往往需持续且大剂量使用激素，使用期间存在发生多种严重并发症的

风险，同时停药后复发概率较高。

温玉伟主任认为，中西医结合治疗狼疮性肾炎，具有显著的优势，能够显著降低激素及免疫抑制剂的不良反应，提高临床疗效，且一旦有效，复发率低。因此，建议中西医联合治疗狼疮性肾炎，强调诱导期以激素联合免疫抑制剂治疗为主，配合清热解毒、活血化瘀类中药制剂，缓解期则以中药补肾健脾、益气养阴为主，兼化瘀通络治疗，将辨证与辨病相结合，以提高总体疗效，改善患者预后。

二、中西医结合治疗狼疮性肾炎的辨证选方依据

温玉伟主任结合历代医家观点及自身临床经验，将狼疮性肾炎按发作期、缓解期及维持期进行辨证论治，患者对应的证型分别为热毒壅盛证、气阴两虚证和脾肾亏虚证。

发作期患者对应的证型为热毒壅盛证，治则为透热养阴、活血解毒，温玉伟主任常用青蒿鳖甲汤与清瘟败毒散加减治疗。因患者处于发作期，病机以热、毒、瘀并存为特点，患者伴有高热、吐衄、多系统损伤等症状，与伏气温病之里热气血两燔证类似。狼疮性肾炎发作期患者阴津不足，余热伏于阴分，耗伤津液，部分患者热毒化火，灼伤津液，或者热燔营血，吐衄发斑，因此患者多症见高热、口干、面部红斑、身热疹出、舌红、苔黄、脉洪数。

青蒿鳖甲汤是《温病条辨》中用于透热养阴的经典方剂。方中鳖甲味咸性寒，能入阴分滋阴清热；青蒿为辛寒芳香之品，可以引邪外出，清虚热。青蒿无法直达阴分，但鳖甲可携之入阴分；鳖甲不能出阳分，而青蒿能领其出阳分。两者联合使用，有先入后出之妙，共为君药。知母能够滋阴降火、清热润燥，增强鳖甲清虚热的功效，是臣药。牡丹皮可以泻阴中伏火，使热退则阴生。诸药合用，能透邪外出、滋阴清热，以达到滋阴透热的治疗目的。

清瘟败毒散最早见于《疫疹一得》，主要功效是清热解毒、凉血泻火，是治疗气血两燔的经典方剂之一。清瘟败毒散由白虎汤、犀角地黄汤、黄

连解毒汤三方化裁而成。其中，石膏、竹叶、甘草、知母以白虎汤为基础，主要用于清热养阴；水牛角、牡丹皮、赤芍、生地黄等取自犀角地黄汤，具清热解毒、凉血化瘀之功；黄连、黄芩、栀子取自黄连解毒汤，以清泻三焦之热。诸药合用，共奏清热解毒、活血化瘀之效。

　　药理研究表明，鳖甲有效成分能调节免疫反应，提高实验小鼠的免疫功能，同时改善小鼠细胞溶血能力；青蒿提取物的抑菌、杀菌、清热及调节人体免疫机制作用已获广泛认可；生石膏对体温正常者无降温效果，而对发热动物有显著降温作用，分析其退热机制或与钙成分无明显相关性；水牛角能显著改善凝血机制，提升患者血小板指标，对微循环障碍患者疗效较好；黄连、黄芩、栀子均有显著抗炎作用，后两者还被证实具有抗血小板聚集作用；牡丹皮有效成分被认为具有抑菌、抗炎、增强免疫力等作用。青蒿鳖甲汤可治疗多种发热性疾病，以及诊断不明确的疑难杂症。研究显示，清瘟败毒散对发热家兔有显著清热效果，能显著升高家兔血清白细胞、血小板计数，降低血清黏稠度。由此可见，清瘟败毒散能够通过降低血清黏稠度，实现凉血化瘀的治疗目的。

　　缓解期患者多表现为气阴两虚证，临床治疗时应以益气养阴、清透余热为主，处方可予青蒿鳖甲汤合参芪地黄汤加减。温玉伟主任认为，此时期患者活动期的热毒尚未彻底清除，同时因患者持续大量应用激素及免疫抑制剂，对气阴均有明显的消耗，久则出现热邪伏内、气阴亏虚。患者可见体倦乏力、持续低热、口干、咽喉干燥不适，舌红少苔，脉细弱。《灵枢·本神》云："阴虚则无气。"参芪地黄汤以六味地黄汤为基础，可滋肾阴。六味地黄汤方中熟地黄入肾，擅长填精补髓；山茱萸滋补肝肾；山药益气补脾；泽泻利水渗湿；牡丹皮清泻虚热，牡丹皮与泽泻配伍能够避免山茱萸过温；茯苓健脾利水。六味地黄汤全方三补三泻，可补脾肝肾之阴虚，尤以补肾为主。黄芪和党参益气扶正，补脾胃之后天，有气阴同补之效，与青蒿鳖甲汤联用能够清虚热，益气养阴，透虚热外出。药理研究表明，参芪地黄汤可以改善患者心肌功能，参与体内糖类及脂肪代谢，具有抗肿瘤、提高患者免疫力的作用。青蒿鳖甲汤则具有清热、抑菌、抗炎等功效。

维持期患者多表现为脾肾亏虚证，临证治疗时应益气补肾、健脾利水，处方可予实脾饮合大补元煎加减。患者多阳气亏虚，水湿外溢，症见周身严重浮肿，以颜面及双下肢为主，腰膝酸软，食欲不振，大便不成形，舌淡，苔白，脉沉细。

实脾饮最早见于《济生方》，主要治疗脾肾阳虚引发的阴水证，患者临床表现为周身浮肿，水湿阻滞下焦，下半身浮肿尤其明显。方中附子辛温大热，温补脾肾之阳，祛湿利水；干姜辛热，补脾阳，助脾利湿渗水，与附子配伍能够补肾健脾；两者共为君药。茯苓、白术健脾渗湿、利水消肿，为臣药。木瓜敛汗养阴，厚朴、木香、大腹皮行气利水，共为佐药。诸药合用，可补肾健脾之阳气，利水消肿。大补元煎最早见于《景岳全书》，整方药性平和，能够益气补肾，升阳举陷。

大补元煎与实脾饮联合应用，能够增强补肾益气之效，同时助阳化气，利水消肿。药理研究指出，实脾饮擅长治疗肾病、心血管疾病等引发的水肿，同时对妊娠女性羊水过多、肝硬化腹水等属于脾肾阳虚证的患者也有显著的临床效果。而大补元煎可以有效调节免疫功能，提高患者抵抗力。

第十节 慢性肾脏病的中医治疗经验

一、真武汤在慢性肾脏病中的应用经验

真武汤是《伤寒论》中治疗水气病的名方。真武汤取名"真武",与青龙汤、白虎汤的起名原则相同。"真武"即"玄武",为镇守北方的水神,北方主寒,故玄武亦为镇水之神,由此可知,真武汤是治疗寒证、水饮的方剂。此方的组方要义为温阳利水,通过温补脾肾阳气,达到利水消肿的目的,用以治疗阳虚水泛证。临床应用真武汤时,患者需要同时具备阳虚和水泛的症状。

阳虚常表现为畏寒肢冷,患者可能不会直接准确表述自身的畏寒肢冷症状。此时,温玉伟主任会通过查看患者的穿衣情况、询问其对冷饮或热饮的偏好来进行判断。临证中,常可见老年患者在夏天仍穿着毛裤、毛袜等,查体时可见其"一层又一层"翻卷的裤腿,这便是畏寒肢冷的具体表现;部分患者甚至在夏天需开电热毯"取暖"。若从查体和衣着无法判断寒象,温玉伟主任会询问患者对冷饮的态度,有寒象的患者通常不喜冷饮,多会回答"不敢喝凉的"。畏寒肢冷在慢性肾脏病患者中较为常见,尤其是老年人,因其阳气已衰,更易畏寒,甚至会出现手足不温、四肢冰冷等阳气不达四末的临床表现。阳虚寒邪致病,寒性收引凝滞,可引发腹痛。

水泛多表现为水湿内停、泛溢肌肤。水湿内停可见小便不利;泛溢肌肤则发为水肿;浸渍肌肉经筋,可致肌肉颤动;水饮上扰清窍,可引发眩晕;水饮凌心,可见心悸、心中悸动;水饮上逆肺胃,可出现咳喘呕逆;寒饮流注肠间,可导致泄泻。舌淡胖、脉沉细为脾肾阳虚水泛的表现。

　　慢性肾脏病多为本虚标实之证，临床最常见的是脾肾阳虚证，而水肿、小便不利又是慢性肾脏病最常见的临床症状，心悸、咳逆、水肿也是心肾综合征的常见症状。因此，真武汤是慢性肾脏病治疗中的常用方剂。温玉伟主任医师常用其治疗肾病综合征、慢性肾功能不全、心肾综合征，以及尿毒症透析患者的不安腿综合征、糖尿病肾病患者胃轻瘫所致的顽固性呕吐等，临床疗效显著。

　　在临证中，若患者出现阳虚水泛的症状，即可选用真武汤。此时，可根据患者"寒"的程度调整附子的用量，一般起始剂量为 8 ～ 10g，再根据患者服药后的症状表现，调整附子的剂量；若患者首诊时寒象较重，可选用 10g 附子，并加用干姜、桂枝或肉桂等温阳药物，以助阳温化寒饮。临床中老年患者常表现为阴阳两虚证，此时使用附子温阳，还需顾护阴精之不足。随着附子用量的增加，应适当增加方中白芍的用量，以防药物过燥伤阴，使患者可以长期服用。方中温化寒饮的药物有茯苓、白术，两者可燥湿利水消肿。治疗水饮时，温玉伟主任常根据水饮的轻重，酌情加用茯苓皮，或联合五皮饮等，以增强利水消肿的功效。

　　慢性肾脏病水肿患者常伴有低蛋白血症，温玉伟主任认为，蛋白质属于血液中的精微物质，脾肾气虚，气不固摄，可导致精微外泄；从西医学角度分析，肾脏病变引发蛋白质流失，进而出现低蛋白血症。因此，治疗时既要益气固摄，又要促进精微物质的化生。当患者出现阳虚水泛且水肿较重时，温玉伟主任常将真武汤与当归补血汤联合长期使用，消肿效果显著。

　　临证治疗时，需要根据水饮为患的不同部位进行加减。若出现水饮上逆，可加用桂枝，即真武汤合苓桂术甘汤，在温阳化气的同时，下气降冲；若水饮凌心射肺，常加用干姜、细辛，以温肺化饮，或加用葶苈子泄肺平喘。现代药理研究表明，葶苈子对心力衰竭的治疗效果显著，因此，在治疗阳虚水泛且伴有喘憋不能平卧的患者时，温玉伟主任常加用此药。若寒饮犯胃，症见呕吐稀水痰涎，可增加真武汤方中生姜的用量，或加用半夏、吴茱萸，以达和胃降逆、温胃祛寒之效。当水饮泛溢肌肤、浸渍肌肉时，可见肌肉颤动。在慢性肾脏病后期，患者常出现肌肉不自主抖动，西医学称之为不安腿综合征。温玉伟主任治疗此类病症时，常从水毒浸渍筋肉的角度入手，选用真武汤，并加用龙骨、牡蛎，以增强重镇之效。

温玉伟主任临床实践发现，阳虚体质的患者应用激素治疗的预后，相较无阳虚表现的患者更佳。诸多中医文献指出，强的松等激素具有辛温特性，服用后可出现手足心热、口干喜饮等症状。真武汤主治阳虚水泛，以温阳利水为组方原则。受此启发，温玉伟主任在治疗肾病综合征时，于激素治疗前使用真武汤等温阳化气利水之剂；在患者服用激素后，观察其"阳热"表现，酌情改用清热凉血方剂；当激素减量至 3 ～ 4 片 / 日，易出现激素依赖、病情反复时，则酌情加用温补肾阳药物，以此降低激素依赖的发生概率。同理，温玉伟主任在治疗激素抵抗、激素依赖的患者时，也常加用真武汤类温阳化饮方。

综上，真武汤温阳利水，可用于治疗脾肾阳虚水泛证，是临床中使用频率较高的经方。此外，温玉伟主任平素还用此方治疗特发性水肿、甲状腺功能减退出现的黏液性水肿，以及女性围绝经期水肿，临床表现为脾肾阳虚证的患者。

二、小柴胡汤及其类方在慢性肾脏病中的应用经验

小柴胡汤是《伤寒论》中的经典方剂，被誉为"和方之祖"，其中体现的"和"法，被历代医家深入研究并广泛使用。小柴胡汤主治少阳证，因"少阳"处于半表半里的特性，故具有疏风退热、和中止呕、内消痰饮的功效。小柴胡汤证在临床应用范围颇大，《伤寒论》原文指出"但见一证便是，不必悉具"。

小柴胡汤及其类方，根据不同的归类方法，有的医家称其为"柴胡汤类"，有的医家称其为"柴胡剂"。由于各位医家的理解不同，归类的范围界定也存在差异。例如，刘渡舟论述的"柴胡汤类"主要指《伤寒论》中以柴胡命名的 6 首方剂；而黄煌所述的"柴胡类方"范围更广，除《伤寒论》中的柴胡 6 方外，还包含逍遥散、四逆散等应用柴胡且体现和法原则的方剂。不过，这些划分及归类方法并不影响小柴胡汤及其类方在临床中

的应用。

虽然柴胡汤及其类方主治少阳证，但却是温玉伟主任临床治疗肾病的常用方。这是因为它们具有"好用""有效""应用范围广泛"的特点。"好用"体现在单方使用即有疗效，与其他方剂合用也有效，化裁加减应用同样有效；其应用范围广泛，可用于肾病的各个阶段，如小柴胡汤可治疗泌尿系感染、肾小球肾炎，以及慢性肾脏病后期出现的多种并发症及合并症。

小柴胡汤的退热功效一直被历代医家推崇并广泛使用，在《伤寒论》中用以治疗"往来寒热""热入血室"，临床中用于治疗呼吸道感染、妇科感染等所致的发热。泌尿系统感染在中医病名中对应的是淋证，包括热淋、血淋、劳淋等，临床以尿频、尿急、尿道刺痛并伴有发热为主要表现。这里的发热，若为急性肾盂肾炎，可见高热寒战、往来寒热；若为单纯的下尿路感染，则可见发热不甚，且除排尿时淋沥涩痛之外，还可见小腹坠胀隐痛等湿热下注的临床表现。因此，温玉伟主任在临床中见到泌尿系感染伴见下焦湿热证时，会选用小柴胡汤加减。他认为，此证为少阳枢机不利，湿热邪毒内蕴三焦，郁而发热，治疗时当以和解少阳枢机、分消三焦热毒为法，解郁则气机调达，更利于热毒的分消。治疗过程中，若伴有阳明热盛证，加石膏、知母清气分热；若热毒弥漫三焦，则联合五味消毒饮清热泻火；若兼见肾阴不足、阴虚火旺之象，则合用知柏地黄丸。在治疗反复发作的泌尿系统感染患者时，除和解少阳、清热解毒外，还加用黄芪、党参等补中益气之药，旨在扶正祛邪，提高机体自身免疫力。

小柴胡汤治疗肾小球肾炎的研究颇多，其中IgA肾病、系膜增生性肾小球肾炎、紫癜性肾炎等研究较多。温玉伟主任在治疗以肾炎综合征为主要表现、未达到肾病综合征诊断标准的慢性肾小球肾炎患者时，发现此类患者临床多兼见肝郁气滞，其辨证虽以脾肾气虚为主，但因病程缠绵、病情反复，患者常伴情志不畅、气机郁结、少阳不和，临床多见心烦、口苦等症。此时，温玉伟主任常选用小柴胡汤加减以开郁泄热。蛋白尿突出者，加芡实、金樱子补脾肾、益气固摄；血尿明显者，酌情加仙鹤草、小蓟等止血；症见失眠烦躁者，加龙骨、牡蛎镇静安神；水肿显著者，加茯苓、白术补脾益气、利湿消肿等。

在治疗慢性肾衰时，温玉伟主任也常常运用柴胡剂。慢性肾衰属本虚标实之证，本虚以脾肾为主，标实为湿毒痰瘀。脾肾水液输布以三焦为通道，故转输气机、清泄痰浊湿毒的关键在于三焦通利。因此，温玉伟主任治疗慢性肾衰兼见标实之证时，会酌情加用柴胡剂，以在补虚的同时给邪外出的通路。

慢性肾脏病患者因本虚，较常人更易感染外邪，且起病多较重，不仅外邪证候显著，原发病亦会加重。标实之证常被外邪引动或与外邪互结，形成本虚与邪实交杂之态。此时依据病邪性质，急则治其标，常于处方中加用柴胡汤类方，以开郁泄热、转输气机、助邪外出。柴胡汤类方多具有退热功效，方中可重用柴胡以助药效。如柴胡桂枝汤证转枢机、调营卫、解表、退热，温玉伟主任对慢性肾脏病的治疗思路即源于此。

第十一节　心肾综合征的中西医结合治疗经验

心肾综合征是一个西医病名，相对较"新"。2004 年，美国国家心肺血液研究所的一个工作组首次对心肾综合征进行定义：肾脏和其他循环器官间相互作用导致的循环容量增加加剧了心力衰竭和疾病进展。2008 年，急性透析质量倡议（Acute Dialysis Quality Initiative，ADQI）组织在意大利制定出心肾综合征的定义及分型共识（简称 ADQI 共识），该共识于 2010 年发表，即目前我们熟知的心肾综合征的定义及其 5 种分型。虽然心肾综合征的定义及分型尚处于共识阶段，但该病已成为肾病科的常见病。心肾综合征临床表现以水肿、喘憋、心悸、乏力、少尿为主，理化检查可见心脏形态与功能改变、心脏和肾脏衰竭指标异常，还会出现慢性肾脏病的相关并发症，如贫血、低蛋白血症等。这个病名虽然"年轻"，但这样的一组症状却一直存在。在中医古籍中，虽无与之直接对应的病名，但根据其症状、体征，可将本病归属于"水肿""喘病""虚劳"等病的范畴。

临床中温玉伟主任治疗了大量的心肾综合征患者，其中包括了 ADQI 共识中提到的 5 种分型。不同分型患者的预后存在不同转归，因此临床治疗策略也不同。例如，对于 5 型（继发性心肾综合征）患者，因其由继发性疾病导致心肾损害或功能异常，且常合并基础病及全身多脏器功能异常，故预后不佳，治疗策略相对保守，以治疗原发病为主，对心肾临床表现采取对症、支持治疗。对于 1、2、3、4 型心肾综合征，因起病急缓及起始器官不同，温玉伟主任主张治疗应辨证与辨病结合、标本兼治、中西并举。

心肾综合征为本虚标实之证，本虚以心肾阳虚为主。心肾阳虚则蒸腾气化无力，导致水湿痰饮内停、血瘀络阻；水饮泛溢肌肤发为水肿，上凌心肺可见心悸、喘憋、咳逆短气不能平卧；痰饮结于胸膈，可见胸痛，结于胁下可见胁肋疼痛、气机阻滞，结于肠间可见腹胀、纳差等。本病病位虽在心肾，但涉及肺、脾、肝三脏，临床需要根据患者的具体病情辨证施治。其中最常见的为心肾阳虚证与心肾气阴两虚证两种证型。

心肾阳虚证，临床症见周身水肿，形寒肢冷，心悸，憋气，动则气促，不能平卧，乏力，腹胀，舌苔白滑，脉沉细、沉涩或结代。临床可兼见血瘀、湿浊或水瘀毒互结之象。治疗上当以温补心肾之阳为主，利水化瘀泄浊为辅，中药汤剂常用真武汤或苓桂术甘汤加减。方中附子用量一般从 10g 起，根据患者服药后的反应调整用量。附子辛温化阳，助心肾温阳化饮；生姜性温，助附子温阳散寒；白术、茯苓健脾和胃、利水渗湿；桂枝温阳化气利水。水肿较甚，可加用五皮饮利水消肿；水饮凌心射肺，喘促不得平卧，可合用葶苈大枣泻肺汤；瘀水互结较重，胸痛明显者，可合当归芍药散加减，养血活血，调肝健脾理气；兼见浊毒之证时，可加大黄、土茯苓等化湿泄浊。

心肾气阴两虚证，临床常见心悸、动则气促、腰膝酸软、乏力、多汗、口渴、五心烦热、夜寐虚烦、大便干结、舌红少苔甚至无苔、脉细数或弦数等心肾不交的症状。治疗时常用参芪地黄汤合交泰丸加减。方中党参、黄芪健脾益气；六味地黄丸滋肾阴清虚热，再加黄连、肉桂交通心肾，使肾阴上济心火，气阴双补，寒热并调。兼见腰膝酸冷，可加巴戟天、杜仲温补肾阳，益火之源以消阴翳，还可酌情加牛膝引火下行，温煦下焦；兼见大便干结较甚者，可加肉苁蓉、桃仁，以温肾、化瘀、通便。

在临床中，慢性肾脏病 3 期至终末期肾病替代治疗的患者常伴有心肾综合征，其最常见的诱因是感染，特别是肺部感染。这与慢性心力衰竭患者肺部感染后出现心力衰竭的病理过程有相似之处，但也存在差异。差异源于慢性肾脏病的自身特点，如肾脏低灌注、全身高容量、低蛋白血症所致的高凝状态、电解质紊乱等（西医发病机制在此不予赘述）。此时西医治疗中，因肌酐清除率降低导致许多药物使用受限，抗生素选择亦受限制；同时，为减轻心脏前后负荷而使用的大剂量利尿剂，会加重肾脏低灌注，还会使痰液更黏稠难以排出，导致患者肺部通气、换气功能下降，进而引发肾功能进展与心功能进一步恶化，最终可能使患者进入透析治疗阶段。

在临床遇到此类情况时，温玉伟主任会在积极采用西医治疗的同时，辅以中医药进行治疗。在口服中药方面，遵循急则治其标的原则，以治疗外感疾病为主，常选用麻黄汤、定喘汤、小青龙汤等，同时结合基础肾病进行辨证加减。温玉伟主任强调有两点需要特别注意，一是治疗需要通腑气、泄肺平喘，处方中常加杏仁、紫苏子降肺气、通大便，加用大黄、枳壳通腑泄浊；二是治疗需要兼顾活血化瘀、化痰降浊，因久病入络，肺部外感时邪时，伏痰、旧瘀、外邪易互结为病，方中常用地龙化瘀平喘，大黄活血化瘀降浊，配伍二陈汤、三子养亲汤等化痰。剂型方面，考虑到传统汤剂可能增加液体摄入量，一般使用颗粒剂，以少量热水溶化后冲服。为改善患者临床症状，还可采用中医特色外治法，如用敷胸散外敷以改善咳喘症状；将益肾降浊贴、消肿贴等贴于肾俞、膀胱俞、关元等穴位，通过益肾、降浊、利水、下气，以降肺气、平咳喘。

当该病进展至心肾综合征阶段时，往往病情较重，常伴有"心肾贫血综合征"，临床可兼见气血亏虚、脏腑失养之象，故常用四物汤、当归补血汤等益气养血剂加减治疗。此外，该阶段患者多因病情郁郁寡欢，致肝郁气滞，影响气机运转，故亦常酌情加用疏肝解郁之逍遥散或郁金、香附等药。

心肾综合征患者不论原发病如何，常存在高钾血症风险，治疗时需结合患者实际的血钾及尿量情况，避免使用含钾较高的药材，如牛膝、红花、益母草、蒲公英等。

心肾综合征，临床发展至终末期阶段时，常伴有多种并发症，尤其慢性心肾综合征后期，常伴有肾性贫血、代谢性酸中毒及肾性骨病等并发症。治疗上需要用西医基础疗法尽快地纠正贫血、电解质紊乱等问题，促进心肾功能恢复。具体治疗方案应结合临床症状及理化检查综合判断，避免贻误治疗时机。此时的中医治疗，因患者的液体摄入量受限，可将中药汤剂转换为其他剂型（如颗粒剂、丸剂等），以改善症状为核心目标，帮助患者更舒适地度过该阶段。

第十二节　痛风性肾病的中西医结合治疗经验

痛风性肾病（gouty nephropathy，GN）又称高尿酸血症肾病，是痛风患者常见的并发症之一。痛风性肾病是由于肾脏尿酸排泄减少和／或嘌呤代谢异常，使尿酸生成过多，导致尿酸盐结晶沉积于肾间质及肾小管内，引发急、慢性肾脏病。急性高尿酸血症肾病多继发于恶性肿瘤，因大量尿酸盐结晶突然沉积于肾小管内，而表现为急性肾损伤，其诊疗不在本章讨论范围内，本章仅聚焦慢性高尿酸血症所致的肾脏损伤。

痛风性肾病的发病早期症状常较为隐匿，有肾结石病史，可表现为夜间排尿次数增多，化验室检查可见间歇性微量蛋白尿、血尿酸增高等一系列症状。后随着病情的逐渐进展，可出现持续性蛋白尿、慢性氮质血症，晚期甚至可发展为尿毒症。痛风患者由于高尿酸血症、尿酸盐结晶的存在，会引起肾脏损害，持续发展会出现肾小管萎缩、肾脏间质性病变及纤维化等，最终导致慢性肾衰竭甚至尿毒症。高尿酸血症不仅是引起痛风的重要因素，目前研究认为高尿酸血症已经成为高血压、动脉粥样硬化、冠心病、脑栓塞等心脑血管疾病的独立危险因素。

在我国，随着人民生活水平的提高及饮食结构的改变，本病的发病率越来越高。在中西医结合的治疗中，两种医学体系的方法和理念不断融合、改进、创新，形成了独特的治疗体系。温玉伟主任从整体出发，对痛风性肾病的治疗有独特的见解和丰富的经验，在临床屡获佳效，提高了治疗痛风性肾病的有效率，为痛风性肾病的规范化诊疗提供了参考。

降低尿酸的西药主要包括两大类。一类是抑制尿酸合成的药物，如非布司他、别嘌醇等；另一类是促进尿酸排泄的药物，如苯溴马隆。非布司他是一种新型的非嘌呤类黄嘌呤氧化酶抑制剂，主要经过肝脏代谢，对肾脏影响较小，抑制尿酸形成的同时具有保护肾脏的功能，能够稳定地降低血尿酸的水平，因此，目前非布司他临床应用较多，疗效较好。然而，对于肾功能不全的患者而言，将尿酸降至多少水平、如何选择和调整药物剂量就显得尤为重要。这是因为肾功能下降时，肾小球滤过功能降低，会影响降尿酸药物的半衰期以及排泄时间，进而影响降尿酸药物的有效性和安全性，因此在临床治疗过程中要结合患者情况，合理选择适合的药物。同时，在治疗过程中，还应根据患者的肝功能水平、血尿酸水平、患者体重变化、痛风发作情况等调整用药剂量及治疗方案。

临床针对合并痛风（主要指 1 年内发作 2 次及以上，存在慢性痛风性关节炎及痛风石）的慢性肾脏病患者，降尿酸目标值小于 360μmol/L，以此缓解症状、预防复发、减少痛风石的形成，稳定病情；对于合并严重痛风（主要指 1 年内反复发作的严重痛风）的慢性肾脏病患者，应将尿酸控制在 300μmol/L 以内，从而有效促进痛风石溶解，预防痛风发作。

在痛风急性期的治疗方面，温玉伟主任根据现下最新临床用药指导，建议患者在疼痛发作 24 小时以内及时进行抗炎止痛治疗。推荐用药为秋水仙碱和新型非甾体抗炎药，如塞来昔布和依托考昔；糖皮质激素主要用于秋水仙碱或非甾体抗炎药应用受到限制的情况。无论选用哪种抗炎止痛药治疗急性期疼痛发作，均应在疼痛得到控制的 2 周后，开始服用降尿酸药物，并进行长期规范化治疗。若患者在服用降尿酸药物期间，出现痛风急性发作，急性期不建议停药。温玉伟主任主张，针对尿酸较高、痛风发作频繁的患者，可将降尿酸药与小剂量秋水仙碱等抗炎止痛药合用 3 ～ 6 个月。该方案能防止痛风复发，且安全性较高。此外，使用非布司他的患者，需在用药 1 周后复查血尿酸及肝功能水平，以增强药物使用的安全性，并为临床用药剂量的调整提供指导。

中医古籍并无"痛风性肾病"之名，"痛风"一词始见于元代朱丹溪所著的《格致余论》。痛风性肾病可归属于中医"痹证""肾劳"范畴。本病的病因较为复杂，与多种因素相关。痛风病机乃血虚生热，内热壅盛，复感风寒湿邪，合而为病。温玉伟主任认为，痛风患者多嗜食肥甘厚味，此饮食习惯易损伤脾气。脾为后天之本、气血生化之源，能够分清降浊，为气机升降之枢纽。脾胃运化功能失常，引起脾虚生湿，湿浊日久入络，浊毒内生，滞留血中，导致肾络气血运行不畅，瘀血内生，湿瘀互结，化生痰瘀，流注于关节、脏腑等。痛风性肾病患者肾病日久，脾肾俱虚，肾气不足，致肾脏开阖失常，蒸腾气化无权，浊瘀阻于肾络，湿浊瘀阻。故脾肾不足乃痛风性肾病发病的内在基础，湿、瘀作为病理产物，两者互相影响，是疾病发生、进展的关键因素。温玉伟主任在临床治疗痛风性肾病时，重视补脾肾、化瘀浊，以和法缓治，以标本兼顾为宗旨，常采用补益脾肾、利尿渗湿、活血通络之法。温玉伟主任临床遣方用药多喜甘缓之剂和轻灵之品，所用药物既不能过于温燥，又要防滋腻之品阻碍胃气。若单纯扶正，恐湿浊瘀血难以祛除；若一味攻邪，又恐伤及正气。因此，温玉伟主任主张标本兼治，扶正不留邪。治本以补肾健脾为法，治标以利尿渗湿、活血通络为法。临床用之，效如桴鼓。

在中医的治疗中，需要根据患者的体质和病情来选择合适的中药。例如，痛风发作期，患者以关节疼痛明显为主症，辨证多为风湿热痹或风寒湿痹。湿热痹阻多选用萆薢、土茯苓、苍术、生薏苡仁、黄柏、知母、白芍、牡丹皮等清热利湿之品，以通利关节止痛。寒湿痹阻多选用附子、桂枝、麻黄、生薏苡仁、半夏、威灵仙、牛膝等温阳散寒、清利寒湿之品以止痛。痛风稳定期，患者疼痛不明显，以正虚为主，常用黄芪、桑寄生、牛膝、杜仲等补益肾气。其中黄芪用量最多，旨在大补肾脏之元气。然痛风性肾病患者平素饮食多偏好肥甘厚味，故用药忌用辛热峻补之品，以防温燥而损伤阴气，常选用甘淡平缓之剂，以及茯苓、白术、薏苡仁等健脾之药，以求补而不滋腻。因湿浊瘀血始终贯穿本病发展过程，故治疗过程中应时刻注重辨证，尤其强调利尿渗湿、化瘀泄浊。本病病机为脾肾亏虚，湿浊内蕴，脾肾运化失调；常出现水湿停聚等证，温玉伟主任主张治以淡渗利水，善用五皮饮及薏苡仁、泽兰、车前子等品，以消肿利水。湿浊日久成瘀，温玉伟主任常选用当归、赤芍、虎杖、丹参、穿山龙、桃仁、红花等活血化瘀之品逐瘀泄浊，并善用地龙、僵蚕、蝉蜕、全蝎等虫类药祛风活血，破血逐瘀。

在辨证论治的同时，温玉伟主任善于结合现代药理学研究成果，治疗痛风性肾病。例如，虎杖、萆薢、土茯苓可抑制尿酸重吸收，减少尿酸生成，并具有抗炎止痛的功效。穿山龙通络止痛，能补能通；车前子利湿降浊，解毒镇痛。两者均有改善痛风关节炎症损伤和氧化损伤的作用，并能促进尿酸排泄，减少尿酸生成。

除药物治疗外，对高尿酸血症患者开展健康教育也是治疗的重要组成部分。让患者了解痛风性肾病的病因、病理、预防和治疗方法，有助于提高患者的自我管理能力。对于平素来诊的患者，温玉伟主任都会向其详细介绍痛风性肾病的防治要点及未来的诊疗关键，以提高患者对痛风性肾病的重视程度。

在日常生活指导方面，温玉伟主任认为需要引导患者合理安排饮食，避免摄入含高嘌呤的食物，如动物内脏、海鲜制品（尤其是海螺、香螺等贝类）、豆制品以及啤酒等，以减少尿酸的生成，防止血尿酸水平过高，加重病情。同时，我们需要关注患者的饮水量。因为充足的饮水可以帮助患者体内尿酸的排泄，防止尿酸结晶在肾脏和关节处形成痛风石。

除此之外，还需要加强患者的运动意识，鼓励其适度锻炼，但应避免剧烈运动，以防止关节受伤，加重病情。

综上所述，基于温玉伟主任多年临床经验可发现，使用中医药治疗痛风性肾病，可以增强疗效，具有较明显的优势。温玉伟主任认为，在临床治疗痛风性肾病时，应辨明患者体质，治本以补肾健脾为法，治标以利尿渗湿、活血通络为法，结合现代药理学研究成果，联合西医治疗手段，开展中西医结合的全方位治疗，并从生活习惯、心理状况等方面进行综合调理。

第三章

临床医案选录

第一节　水肿

水肿是指由不同病理因素引发体内水液排泄障碍，出现水液泛滥肌肤的症状。其发病原因较多，中医学认为外邪侵袭、饮食不节、过度劳累等均为致病因素。在这些因素的共同作用下，肺主通调水道、脾主运化、肾主封藏、膀胱主气化的生理功能均受到影响。患者初期多表现为眼睑浮肿，随后逐渐发展至手臂、腰背、腹部、大腿及双下肢，最终可出现全身浮肿。病情严重者，按之凹陷，皮肤松弛，且胸腹腔及内脏亦可出现水肿，并伴有胸闷、乏力、气短、难以平卧、面唇发黑、脐部突出等症状。

水肿这一病名最早可追溯到《黄帝内经》。《黄帝内经》中水肿的病因有内外之分。外在因素多为感受外邪，如劳汗当风、风犯肺卫等；内在因素则以自身脏腑功能损伤为主，其根在肾，其标在肺。水肿发病机制为脏腑生理功能下降，阴阳失调，阳气不足，行水不利，膀胱气化失司，脾之运化不及，故水液停聚而发为水肿。温玉伟主任认为，对于肾病引发水肿而言，其病因包括外邪侵袭、久病体虚、饮食不节、劳累过度等，其病机以脾肾亏虚为本，气滞、湿阻、血瘀为标。

水肿的治疗，以益气补肾健脾为主，兼用利水、活血化瘀之法。常用的方药为黄芪、党参、白术、薏苡仁、砂仁、生姜、续断、女贞子、墨旱莲、盐杜仲、槲寄生、菟丝子、怀牛膝等。其中，黄芪健脾益气、利水消肿，为君药；党参健脾益肺，肺卫得固则外感发病风险降低；苍术与白术联用，既能健脾，又可提高燥湿利水之效；盐杜仲、怀牛膝、续断等药物均具有补肝肾、强腰膝、健筋骨的功效，联合应用可提高补益肝肾的效果；女贞子与墨旱莲配伍，为二至丸，滋补肝肾之力更著；薏苡仁及砂仁可理气健脾除湿，恢复脾胃功能，强化运化水湿能力；生姜温胃散寒，有助于利尿消肿。气虚较重者，可予黄芪与党参配伍为用；瘀血较重者，可予丹参、红花、小蓟、牛膝等活血化瘀之品。其中小蓟凉血止血，消瘀与消肿并举，尤其适用于瘀水互结之证。对于水肿较重者，可加用大腹皮、猪苓、土茯苓等消除水肿之品。丹参、延胡索与当归配伍，化瘀止痛，行气利水消肿；牛膝在补肝肾之余，化瘀通经，引瘀血下行，治疗水肿病久之瘀水互结证，常有奇效。

临证医案

张某，男，61岁。

初诊：2022年3月17日。

主诉：眼睑及双下肢间断凹陷性浮肿1个月余，加重3天。

现病史：患者1个月前无明显诱因出现眼睑及双下肢凹陷性浮肿，曾于丹东市中医院住院治疗，诊断为肾病综合征。住院期间患者拒绝行有创活检穿刺明确病理类型，也拒绝使用激素或免疫抑制剂治疗，经呋塞米联合螺内酯利尿、人血白蛋白静脉滴注、替米沙坦片和达格列净片降蛋白尿等常规对症治疗，患者水肿较前明显改善，遂办理出院。3天前患者无诱因再次出现眼睑及双下肢浮肿加重，伴尿中泡沫增多，为求明确诊断及规范化治疗，前来就诊。患者在门诊行尿常规检查提示尿蛋白（+++），尿潜血（+）；24小时尿蛋白总量检测结果为6300mg/24h；肝肾功能检查提示血浆白蛋白20.3g/L，血肌酐61μmol/L；血脂检查提示总胆固醇7.9mmol/L，甘油三酯2.14mmol/L；肝胆脾彩超提示胆囊息肉伴多发结石、脂肪肝；双肾彩超提示左肾囊肿。刻下症见患者眼睑及双下肢重度凹陷性浮肿，胸闷，腹胀，腰膝酸软，体倦乏力，食欲差，进食后腹泻，睡眠欠佳，小便尿量可，尿中泡沫增多，大便日3～5次，舌淡暗，苔白，脉细弦。

既往史：高血压3年余，血压最高190/100mmHg。患者平素早晚口服替米沙坦片40mg联合氨氯地平片5mg行降压治疗，来诊时血压150/80mmHg。

西医诊断：肾病综合征，高血压，高脂血症，脂肪肝，左肾囊肿。

中医诊断：水肿（脾肾两虚兼气滞血瘀证）。

治法：健脾补肾，益气活血行水。

处方：黄芪 15g，党参 15g，麸炒苍术 10g，麸炒白术 10g，茯苓 15g，杜仲 15g，桑寄生 15g，薏苡仁 30g，小蓟 30g，白茅根 30g，牛膝 12g，冬瓜皮 30g，陈皮 10g，乌药 9g，土茯苓 30g，丹参 30g，炒酸枣仁 20g，川续断 15g，砂仁 6g（后下），生姜 10g。

上方 7 剂，每剂水煎取汁 300mL，分早晚 2 次口服。

二诊：2022 年 3 月 28 日。

患者服药 1 周后，眼睑浮肿消失，双下肢浮肿较初诊时显著好转，尿中泡沫减少，自诉近 1 周有咽痛不适，腰膝酸软、神疲乏力同前，仍有大便频数，日 3～5 次，食欲差，睡眠较前缓解，舌暗淡，苔白，脉弦细。在前方基础上，黄芪剂量加至 25g，并加用蒲公英 15g、防风 6g、延胡索 10g，再予 7 剂，每剂水煎取汁 300mL，分早晚 2 次口服。

三诊：2022 年 4 月 9 日。

患者眼睑无浮肿，双下肢轻度浮肿，尿中泡沫转清，饮食较前改善，仍觉胃寒，遇冷后大便频次增加，睡眠尚可，舌脉同前。复查尿常规提示尿潜血（±），尿蛋白（++）；24 小时尿蛋白总量检测结果为 3600mg/24h；肾功能检查提示血浆蛋白 33g/L、总胆固醇 5.84mmol/L、甘油三酯 1.81mmol/L；血常规检查提示血小板计数 362×10^9/L。在上方基础上，将黄芪剂量加至 35g，并加当归 10g，再服 1 周。

四诊：2022 年 4 月 18 日。

患者眼睑及双下肢浮肿均消失，仍时有腹部胀满不适，大便每日 2～3 次。在二诊方基础上，将黄芪加量至 40g，加太子参 15g，去防风、党参。再予 7 剂，每日 1 剂。

患者用药后水肿完全消失，各不适症状逐渐有所改善。后期定期复查，随诊治疗，患者尿常规、尿蛋白均显著改善，血清白蛋白也恢复正常值，近 6 个月未复发。

按语：患者 1 个月前被诊断为肾病综合征，但未行活检明确病理诊断，经对症治疗好转后出院，随后水肿复发，为求中医治疗来诊。患者就诊时伴有大量蛋白尿，24 小时尿蛋白总量检测结果为 6300mg/24h，血浆白蛋白 20.3g/L。根据患者的临床症状及舌脉，中医诊断为水肿病。根据患者腰酸膝软、进食后腹泻、体倦乏力、纳差等临床表现，考虑其本为脾肾两虚，兼有胸闷、腹部胀满的症状，可辨为气滞证；患者舌暗，考虑有血瘀，因此患者兼有气滞血瘀证，治疗时予以健脾补肾、益气活血利水之法，疗效显著。初诊给予黄芪、党参、白术以益气健脾燥湿；盐杜仲温补肾阳；茯苓、薏苡仁、砂仁健脾利水；乌药行气，小蓟、丹参活血化瘀。患者复诊时，均在原有方剂基础上增加黄芪剂量，以提高益气行水效果。因患者二诊时伴咽痛不适，考虑气虚后复感外邪，故给予蒲公英、防风；患者食欲不振、腹部胀满，故给予延胡索（也可用厚朴）以理气消滞；胃寒腹泻，给予生姜温胃散寒。三诊加用当归以活血。患者经治疗，病情持续好转，随访6个月未复发。

第二节 虚劳

虚劳也称虚损，是指因多种因素引发机体脏腑功能衰退，导致气血津液亏虚、阴阳失衡的一类临床病症。虚劳的主要病机为脏腑功能亏虚，病因包括先天禀赋不足，后天调养失宜，外感六淫邪气，内生湿、热、毒、瘀等实邪等。虚劳患者病程一般较久，常见于中老年人群，尤以老年人为甚，病情多缠绵反复，迁延不愈。因虚损的性质有所差异，故虚劳患者除具备虚损的共同特征外，还有气、血、阴、阳亏虚之分。气虚者，多症见面色萎黄、体倦乏力、汗出、懒言寡语、脉细；血虚者，多症见面色无华、神志不清或萎靡、头晕目眩、脉弱无力；阴虚者，多症见舌红少津、五心烦热、夜间盗汗、脉细数；阳虚者，多症见面色苍白、畏寒、怕冷、舌体胖大、边有齿痕、脉沉无力。临证治疗虚劳时，应从整体出发，结合气血阴阳辨证，精准施治，才能药到病除，取得良效。现分享3则温玉伟主任治疗虚劳的典型案例。

临证医案1

林某，女，62岁。

初诊：2022年8月17日。

主诉：周身乏力、口干、足心热、下肢沉重10余年，加重1天。

现病史：患者近10年无诱因反复出现口干、周身乏力，伴足部虚热、肢体沉重。患者曾于当地社区医院行随机血糖及空腹血糖检查，诊断为2型糖尿病，经胰岛素降糖治疗，症状未明显改善。患者于当地医院行相关检查，诊断为糖尿病肾病、慢性肾功能不全，经对症治疗，效果欠佳。患者为求中医药治疗，前来就诊。实验室检查提示空腹血糖7.3mmol/L，尿常规示尿蛋白（++），生化检查示血肌酐281μmol/L、尿素氮12.3mmol/L。刻下症见反复头晕、目眩，时感恶心，纳差，口干口渴，多饮，腰酸，足心热胀，小便尿量可，尿中泡沫增大，大便干，舌淡，苔白，脉沉滑。

西医诊断：糖尿病肾病，慢性肾脏病 4 期。

中医诊断：虚劳，水气病；气血亏虚、肝阴不足、毒邪内蕴。

治法：滋补肝肾，健脾利湿，补肾泄浊。

处方：黄芪 35g，生地黄 25g，菟丝子 10g、泽兰 15g，山药 15g，丹参 20g，山茱萸 15g，金樱子 15g，麦冬 20g，葛根 15g，地骨皮 20g，胡黄连 10g，牛膝 15g，地龙 15g，土茯苓 30g，酒大黄 10g。

上方 15 剂，每日 1 剂，水煎取汁 200mL，分早晚各 1 次温服。

二诊：2022 年 9 月 10 日。

患者自诉用药后口干、头晕目眩、足心热胀不适均显著好转，神疲乏力、恶心、纳差较前改善，双下肢轻度浮肿，仍觉反复腰酸痛，舌红，苔腻，脉沉滑。复查尿常规示尿蛋白（++）、尿潜血（++）。

治法：利水消肿，补肾强腰。

处方：在初诊处方的基础上，加砂仁 6g、姜半夏 9g、藿香 10g、佩兰 10g、泽泻 10g、盐杜仲 15g。

共 14 剂，服用方式同前。

三诊：2022 年 9 月 30 日。

患者自诉未再有恶心不适，腰酸痛较初诊大幅度改善，双下肢浮肿消失，舌淡，苔白微腻，脉沉。复查血肌酐 199μmol/L、尿素氮 11.5mmol/L。效不更方，在二诊基础上，去姜半夏，余同前，继续给予 30 剂。

随后，将治法调整为益气健脾、补肾泄浊。随诊半年余，患者血肌酐控制在 200μmol/L 左右，病情稳定，没有进一步加重。

按语：本案患者为老年女性，有多年糖尿病病史，血糖控制不佳，现已合并糖尿病肾病及慢性肾功能不全。若不积极干预，短时间内病情有进展到终末期肾病的可能。患者需要进行透析等替代治疗，以延缓疾病发展，改善肾功能。温玉伟主任认为，消渴病机以气阴两虚为主，燥热为标；本案患者的消渴病属下消，长期气阴两虚，病损及肾，肾络损伤后失于固摄，人体精微物质外泄而见蛋白尿；肾封藏失司，故腰酸痛，尿频，尿中泡沫增多。消渴病多饮多食是其原本表现。本案患者恶心、纳差，与脾胃虚弱、湿浊困阻中焦密切相关。消渴日久津液不足，肝阴亏虚，阴虚不能上荣于目，故可见视力下降；脾胃是气血生化之源，气血亏虚，脑部失去濡养，故可见头晕乏力。本案患者消渴日久脾肾亏虚，气血不足，湿浊内生，毒邪内蕴，引发虚劳、水气病，治以滋补肝肾、健脾利湿、化瘀泄浊。

慢性肾脏病的治疗，以控制病情进展为主。该病无法根治，因其与致病的湿浊毒邪等因素有关。湿浊性阴、黏滞，不易根除，伤人脏腑较深，易损伤元气。湿浊阻滞于络脉，易致血瘀，因此治疗期间应重视致病之机，合理应用补泻之法。本案患者早期以气阴两虚为主，治疗时应注重滋补肾阴，故使用胡黄连、地骨皮，以清虚热，提高肾脏固摄之力，减少精微物质流失。后期以正虚血瘀为主，故治以益气健脾、补肾泄浊之法。温玉伟主任根据患者病情变化，进行随证加减，最终取得满意疗效。

临证医案 2

付某，女，31 岁。

初诊：2022 年 7 月 16 日。

主诉：倦怠乏力不适 3 个月余。

现病史：患者长期过度劳累，饮食及生活作息不规律，3 个月前无明显诱因出现倦怠乏力，睡醒后仍疲劳，纳差，面色萎黄，近 3 个月内体重下降逾 5kg。患者自觉压力大、烦躁、经前乳房胀痛，月经量少，曾于妇科门诊口服黄芪颗粒治疗，效果不理想，为求中医药治疗，前来就诊。刻下症见患者神志清楚，精神萎靡，面色萎黄，形体消瘦，倦怠乏力，四肢沉重，纳差，睡眠尚可，二便调，舌红，苔薄，脉弦细。

中医诊断：虚劳（气血不足兼脾虚肝郁证）。

治法：益气养血，疏肝健脾。

处方：黄芪 30g，党参 15g，当归 10g，陈皮 10g，麦芽 20g，神曲 15g，焦山楂 15g，鸡内金 15g，竹茹 10g，青皮 10g，郁金 10g，厚朴 9g，枳实 10g，莱菔子 15g，甘草 6g。

上方 14 剂，每日 1 剂，水煎取汁 200mL，分早晚 2 次口服。

二诊：2022 年 8 月 7 日。

患者自诉口服药物后倦怠乏力较前明显改善，食欲大增，但睡眠欠佳，多梦易醒，舌淡，苔白，脉沉细。在初诊处方的基础上，加酸枣仁 15g、百合 10g。再予 15 剂，每日 1 剂，服用方式同前。

三诊：2022 年 9 月 3 日。

患者自诉不适症状均显著好转，舌淡，苔白，脉细。为持续巩固疗效，效不更方，再予二诊原方 30 剂，口服治疗。

随访半年，患者病情稳定，未再复发。

按语：患者年轻女性，因生活压力大、不规律、饮食不节制，加之过度劳累，气血亏虚，脾胃功能受损；长期高负荷工作，压力较大，情志不畅，引发肝气不舒，故月经量少，经期乳房胀痛。结合舌脉，考虑辨证为虚劳之气血不足兼脾虚肝郁证。温玉伟主任临证治疗时，治以疏肝气、调脾胃，在处方中加入保和丸化裁以顾护脾胃，配伍青皮、郁金疏肝理气，调畅气机，使患者气血调和，收获满意疗效。

临证医案 3

顾某，男，53 岁。

初诊：2021 年 6 月 27 日。

主诉：反复腰膝酸软、畏寒肢冷 1 年，加重 1 周。

现病史：患者痛风性关节炎反复发作 5 年，1 年前因进食羊肉汤后出现关节疼痛，于当地医院就诊期间首次发现血肌酐升高（具体数值不详），经治疗，关节疼痛改善后出院，未针对血肌酐升高进行复查及进一步治疗。半年前患者因乏力、浮肿于当地医院检查血肌酐为 572μmol/L，诊断为慢性肾脏病 5 期，医生建议患者行透析治疗。患者居家期间，为求中医药治疗，前来就诊。刻下症见患者反复腰膝酸软，畏寒肢冷，手足不温，夜尿频多，腹胀，纳可，睡眠欠佳，便干，2～3 日 1 次，舌淡，苔白腻，脉沉细。

既往史：高血压 3 级病史 10 余年，平素口服氨氯地平片联合特拉唑嗪胶囊降压，血压控制在 140～150/80～90mmHg；痛风性关节炎史 5 年，间断服用非布司他片降尿酸。

辅助检查：肾功能检查示血肌酐 591μmol/L，尿素氮 19mmol/L；尿常规检查示尿蛋白（+++）；血常规检查示血红蛋白 66g/L。

中医诊断：虚劳（脾肾阳虚证）。

治法：温阳补肾健脾。

处方：黄芪 30g，党参 15g，丹参 15g，桂枝 10g，肉桂 6g，当归 15g，白术 20g，附子 10g，土茯苓 25g，生薏苡仁 30g，生牡蛎 30g，苍术 10g，防风 10g，酒大黄 10g，甘草 6g。

上方 14 剂，每日 1 剂，水煎取汁 200mL，分早晚各 100mL 温服。同时联合降压、降尿酸、纠正肾性贫血等常规非透析西医治疗。

二诊：2021 年 7 月 20 日。

患者自诉畏寒肢冷不适较前明显改善，同时腹胀缓解，大便干，2 日 1 次。复查尿常规示尿蛋白（+），肾功能检查示血肌酐 565μmol/L、尿酸 511μmol/L，血常规示血红蛋白 85g/L。患者经治疗，体征及理化指标均显著改善，上方加肉苁蓉 10g，再予 14 剂，服用方式同前，西医对症支持治疗同前。

三诊：2021 年 8 月 16 日。

患者腰膝酸软、腹胀不适显著改善，大便调，每日 1 次，但下肢浮肿较前加重。复查尿常规示尿蛋白（+），肾功能检查示血肌酐 530μmol/L，血常规示血红蛋白 101g/L。治疗予上方加防己 10g，酒大黄减量至 6g，继续给予 15 剂，口服。

后期随访半年，患者血肌酐持续改善，控制在 450～500μmol/L，未行透析替代治疗，腰膝酸软、乏力及水肿等症状均得以缓解。

按语：本案患者为中年男性，因肾病迁延日久，致脾肾阳虚，温煦失司，故见畏寒肢冷；脾虚则水湿运化失常，肾虚则气化无力，故发为水肿；湿浊内蕴，阻滞中焦，故伴恶心、舌淡、苔白腻、脉沉细。四诊合参，辨证为虚劳之脾肾阳虚证。

初诊时，温玉伟主任自拟中药汤剂，以温阳补肾、健脾利湿。患者肾阳不足，给予附子、桂枝、肉桂温补肾阳、引火归元；患者睡眠不佳，给予生牡蛎镇静安神，同时吸附毒素，有助于毒邪从肠道排出。全方益气温阳补肾、健脾利湿。患者二诊畏寒怕冷等体征及理化指标均显著改善，在前方基础上加用肉苁蓉，进一步补肾阳、润肠通便。三诊时患者大便调，减少酒大黄用量，水肿加重，加防己以利水消肿，兼祛风湿。患者病情危重，中医药治疗虽无法根治，但能够有效延缓肾病进展，提高临床疗效，改善患者预后。

第三节　慢性肾衰

慢性肾衰是指由各种病理因素引发肾脏实质损伤，导致肾功能下降，造成全身水液及代谢废物排泄障碍、电解质紊乱、酸碱失衡等系列临床表现的一类疾病。中医学没有"慢性肾衰"的病名，根据该病病情发展阶段及症状特点，将其归为"水肿""腰痛""虚劳""癃闭"等范畴。温玉伟主任指出，本病的病机以肾气亏虚为本，湿浊、湿热、痰浊、瘀血、气滞等标实之邪为患。温玉伟主任将慢性肾衰病因归纳为以下几点：①素体因素：患者体质本虚，多表现为脾肾亏虚；②主因：因生活习惯、饮食习惯及其他病理因素，导致患者肾功能下降，分清泌浊功能失常，致使湿浊毒素在患者体内蓄积而不能排出；③诱因：包括感受外邪、劳累过度、饮食不节、情志内伤等。

慢性肾衰病程冗长，反复发作，病机复杂，常呈虚实夹杂、阴阳失调之象。临证治疗时，需综合考量患者素因、主因与诱因，结合四诊信息及理化检查结果，辨证遣方，加减用药，方能取得理想疗效。现分享 2 则温玉伟主任治疗慢性肾衰的典型医案。

临证医案 1

王某，女，48 岁，丹东宽甸人，务农。

初诊：2021 年 9 月 12 日。

主诉：肌酐升高 3 年余。

现病史：患者自诉有肾炎病史 7 年余，2020 年因恶心、呕吐至当地医院检查发现肾功能异常，尿素氮 18.6mmol/L，血肌酐 378μmol/L，诊断为"慢性肾脏病 4 期"，于宽甸满族自治县中心医院口服尿毒清颗粒治疗，效果不理想，后经朋友介绍到温玉伟主任诊室治疗。刻下症见患者面色少华，精神萎靡，头晕，腰膝酸软，体倦乏力，食欲不振，恶心，胃部胀闷，进食后症状更明显，口苦咽干，夜眠差，小便量相对较少，24 小时约 1300mL，大便略干，舌淡，苔白腻，脉沉细。尿常规示尿蛋白（++），肾功能检查示血肌酐 356μmol/L、尿素氮 17.8mmol/L。

中医诊断：慢性肾衰（脾肾气虚兼湿浊内蕴证）。

治法：益气补肾，健脾化湿。

处方：黄芪 35g，党参 20g，补骨脂 20g，麸炒薏苡仁 30g，青风藤 25g，川芎 15g，六月雪 30g，熟大黄 6g，黄连 6g，法半夏 10g，陈皮 15g，茯苓 20g，白术 10g，甘草 6g。

上方 7 剂，每日 1 剂，水煎取汁 300mL，分早晚 2 次口服。

二诊：2021 年 9 月 21 日。

患者自诉服药后状态较前改善，腰膝酸软有所缓解，仍觉食欲差，恶心，胃脘胀满不舒，口干口苦改善，大便 1 ～ 2 次 / 日，小便尿量较前有所增加，舌淡红，苔仍白腻，脉沉细。在上方基础上加用砂仁 6g，10 剂，每日 1 剂，水煎温服。

三诊：2021 年 10 月 10 日。

患者精神状态明显改善，体倦乏力较前明显好转，食欲较前改善，未再有明显恶心不适，腰膝酸软同前，怕冷，大便日 2 ～ 3 次，小便尿量可，尿中泡沫减轻，舌淡红，苔薄黄，脉弦细。肾功能检查示血肌酐 273μmol/L、尿素氮 14.9mmol/L，尿常规示尿蛋白（+）。在二诊方基础上去党参，加巴戟天 10g，每日 1 剂，水煎取汁 300mL，分早晚 2 次口服。

四诊：2021 年 10 月 27 日。

患者状态可，怕冷较前显著改善，未再有明显腰膝酸软不适。复查尿常规提示尿蛋白（±），肾功能检查示血肌酐 225μmol/L、尿素氮 11.7mmol/L。效不更方。嘱患者继续巩固治疗 1 个月，并建议同时低盐低脂饮食，规范作息时间，避免劳累。

随访近半年，患者血肌酐持续控制在 200μmol/L 左右。

按语：患者患肾炎多年，缠绵反复，持续进展，最终发展为慢性肾衰。温玉伟主任认为肾衰早期患者病机多以脾肾气虚为主，而随着时间推移，患者病情逐渐加重，体内代谢产物无法通过尿液正常排出，蓄积在体内，就会形成湿浊、瘀血等病理产物。脾胃功能受损，升清泌浊能力下降，故可见头晕、胃脘部不适、纳差、恶心等湿浊阻滞之象。临床治疗时应注重调理脾胃功能，治以和胃降逆、祛湿化浊。初诊处方中黄芪、党参益气补肾健脾；黄连清热燥湿；茯苓、白术与麸炒薏苡仁配伍，健脾利水；陈皮宣通气机，兼能健脾；法半夏燥湿和胃；大黄通腑泄浊；青风藤利湿、降尿蛋白。二诊时患者仍有湿浊之象，加砂仁以提高化湿醒脾之效，调理中焦气机。三诊时患者怕冷不适，给予巴戟天温阳补肾，补而不燥。从脾胃论治慢性肾衰疾病，注意调节脾胃升降，则清浊得分，郁毒可化。

临证医案 2

杜某，男，46 岁，丹东东港人。

初诊：2021 年 10 月 21 日。

主诉：反复双下肢凹陷性水肿半年余，加重 3 天。

现病史：患者自诉半年前无诱因出现双下肢浮肿，于当地医院检查肾功能发现血肌酐 380μmol/L、尿素氮 16.5mmol/L，尿常规尿蛋白（++++），为求中西医结合治疗，前来就诊。刻下症见患者眼睑及双下肢凹陷性水肿，口中黏腻，有异味，腰膝酸软，体倦乏力，畏寒怕冷，精神萎靡，睡眠障碍，小便量相对较少，24 小时尿量 1500mL，尿中有大量泡沫，大便干，舌淡红，苔白厚腻，脉沉滑。复查尿常规提示尿蛋白（+++）；肾功能检查示血肌酐 462μmol/L、尿素氮 19.1mmol/L。

中医诊断：慢性肾衰（脾肾阳虚证）。

治法：温补脾肾。

处方：黄芪 35g，制附子 8g，肉桂 6g，生姜 8g，泽泻 15g，茯苓 15g，白术 10g，金樱子 15g，芡实 25g，巴戟天 10g，薏苡仁 30g，川芎 15g，当归 10g，熟大黄 10g。

上方 15 剂，每日 1 剂，水煎，分早晚温服。

二诊：2021 年 11 月 10 日。

患者精神状态改善，腰膝酸软乏力不适较前好转，自诉畏寒怕冷不适较前显著改善，但口中仍有异味，黏腻不爽，双下肢浮肿较前改善，时有恶心，未吐，尿中仍有泡沫，大便 2～3 次 / 日，舌淡，苔厚腻，脉弦滑。在上方基础上加木香 10g、砂仁 7g、陈皮 10g，去巴戟天。再予 30 剂，每日 1 剂，口服治疗。

三诊：2021 年 12 月 15 日。

患者状态可，双下肢轻微浮肿，仍觉腰膝酸软乏力，但较初诊时显著改善，饮食睡眠可，未再有明显恶心不适，小便量可，尿中泡沫减少，舌苔薄腻，脉滑。查肾功能示血肌酐 307μmol/L、尿素氮 14.8mmol/L，尿常规提示尿蛋白（＋）。患者经治疗，体征及理化指标均较前改善，继续予上方巩固治疗 1 个月。

患者后每个月门诊复诊 1 次，调整用药治疗，血肌酐持续在 300μmol/L 左右波动，病情稳定。

按语：慢性肾衰病机与虚、湿、毒、瘀密切相关，临证应根据病机辨证治疗。本案患者症见反复双下肢浮肿，尿中泡沫增多，畏寒怕冷，是脾肾阳虚的表现，治疗时应补肾健脾，以黄芪益气，制附子、肉桂、生姜、巴戟天温补脾肾。患者口中黏腻不爽，有异味，苔厚腻，乃湿浊中阻之证，考虑与肾衰排泄能力下降，体内毒素蓄积过多有关，应使用薏苡仁、大黄泄浊、化毒、祛湿。同时，温玉伟主任强调，尽管大黄有助于肾脏排毒，但药性峻猛，久服可能伤及脾胃，因此，脾胃虚弱者，不可使用生大黄，应以药性相对平和的酒大黄进行治疗。此外，尿蛋白有肾毒性，长期大量蛋白尿，不利于肾病恢复，因此常以芡实、金樱子相须为用，可益肾固精、收涩止遗，降低尿蛋白总量。温玉伟主任认为，慢性肾衰的治疗，应以补肾健脾为主，但调节脾胃功能应贯穿始终，在此基础上再针对湿浊、瘀血、毒素等进行辨证治疗，多可延缓患者疾病进展，改善预后。

第四节 下消

下消是消渴病的一种分型，因其主要病位在肾，故又称为肾消。消渴病久病不愈，耗伤气阴，湿浊内生，伤及脏腑，故见眼睑、四肢乃至周身浮肿；病久则损伤肾络，肾失固摄，精微外泄，故见尿浊，最终发为慢性肾衰。温玉伟主任认为，下消的病机为本虚标实，本为五脏亏虚、气血阴阳失和，标实为湿热、痰浊和瘀毒。可以说，下消发病与虚、瘀和浊毒密切相关。虚是根本，瘀是核心病机，浊毒是疾病发展的结果。

临证治疗时，围绕肾络瘀阻的核心病机。疾病初期，病在肾络，未传入里，考虑以气阴两虚为主，兼有燥热，给予辛凉之品以透邪外出，顾护阴津。因早期瘀血尚未形成，经络瘀阻偏轻，所以临床此期大多较少使用活血药物，或仅少量使用药性平和的辛润之品，如桃仁、红花、泽兰、当归等，以滋肾通络，使症状得以缓解。当归善于补血行血，有化瘀滋润之效，即所谓辛以散之润之，温以通之畅之。桃仁化瘀之力较强，善于疏通经络，与当归配伍是温玉伟主任常用的药对之一，两者合用，通而不伤正，补而不滋腻。

此外，尽管下消初期肾络瘀阻较轻，但善治瘀者当先理气，痰瘀互结自古难化，温玉伟主任常根据患者辨证结果，适当加入北柴胡、郁金、木香等药物，以调畅气血、行气活血。痰热偏重时，温玉伟主任常加贝母、瓜蒌以清热化痰，在祛邪的同时避免闭门留寇。

下消中期，患者病情趋于严重，正虚与邪实共同致病。此时，温玉伟主任多扶正与祛邪并重，既温阳、补肾、健脾，又化瘀通络。此期，温玉伟主任常给予辛温之品，以补肾阳、化气行水，促进水液代谢。他常选用细辛、附子、肉桂、干姜等以辛温发散，助阳化气，通络除痹。此外，他常配伍肉苁蓉、巴戟天、菟丝子等温润之品，以固肾阳，补肾虚，这类药无峻补之力，又不会损伤津液，肾阳充足可推气行血，使水液运行通畅、瘀血消除，肾络始安。因此，温玉伟主任善用温补之品，在扶正的同时，取以补达通之效。

下消后期，阴阳失调，浊毒内生，气血亏虚。患者可见纳差、恶心、呕吐、体倦乏力、胸闷气短、呼吸困难（活动后加重）、少尿等危重症状。温玉伟主任主张治以益气养血、补肾泄浊、化瘀通络，常使用佩兰、藿香、石菖蒲、木瓜等芳香药物调畅气机、补肾涤浊，使用土茯苓、六月雪祛湿泄浊；使用厚朴、桔梗等调理气机升降，分消化浊。临证时需要结合患者证候，辨证论治，注意制定个体化方案。如便秘较重者，加酒大黄以通腑泄浊；恶心呕吐者，给予紫苏叶、砂仁、竹茹等，以和胃降逆；皮肤瘙痒者，加地肤子、防风、蛇床子等，以祛风止痒；尿血或蛋白尿较多者，加白花蛇舌草、白茅根、小蓟等，以凉血止血、利湿固精。

临证医案 1

胡某，男，61 岁。

初诊：2022 年 7 月 24 日。

主诉：口干渴、多饮多尿 15 年余，尿中泡沫增多 4 年，加重 2 周。

现病史：患者 15 年前无诱因出现口干口渴、多饮尿频，于当地查血糖，诊断为 2 型糖尿病。患者平素使用门冬胰岛素 30 注射液联合二甲双胍控制血糖，血糖控制欠佳，很少监测血糖。后患者病情进展，出现糖尿病视网膜病变、糖尿病肾病等并发症。4 年前首次发现有蛋白尿，间断使用 ARB 类降压药联合中药汤剂，治疗效果不理想。2 周前患者曾于门诊查尿蛋白（+++），24 小时尿蛋白总量 3490mg/24h，糖化血红蛋白 8.2%，血肌酐 93μmol/L、甘油三酯 9.6mmol/L。其为寻求中医药治疗，前来就诊。刻下症见患者体倦乏力，腰膝酸软，双下肢未见明显浮肿，纳可，眠欠佳，小便尿量可，尿中泡沫增多，大便调，舌暗，苔白，有瘀点，脉细涩。

西医诊断：2 型糖尿病性肾病。

中医诊断：下消（脾肾气虚兼肾络瘀阻证）。

治法：益气补肾健脾，化瘀通络。

处方：黄芪 40g，菟丝子 20g，泽泻 9g，黄精 15g，金樱子 20g，茯苓 15g，当归 15g，芡实 20g，熟地黄 15g，山茱萸 15g，桃仁 15g，水蛭 3g，金银花 10g，赤芍 10g，鳖甲 10g，甘草 6g。

上方 7 剂，每日 1 剂，水煎取汁 200mL，分早晚各 1 次口服。

二诊：2022 年 7 月 31 日。

患者自诉用药后无不良反应，自觉体倦乏力、腰膝酸软较前缓解，尿中泡沫略减少，饮食睡眠可，二便调。在上方基础上，将黄芪、金樱子用量各加 10g，以提高益气固肾之效。上方继服 2 个月，其间每周复诊，随证加减。

2 个月后，患者复诊，查血肌酐 87μmol/L、糖化血红蛋白 7.4%，尿常规提示尿蛋白（+++），24 小时尿蛋白总量 1680mg/24h。效不更方，上述处方，续予 20 剂。

随访半年，患者 24 小时尿蛋白总量检测结果始终维持在 1000 ～ 2000mg/24h，病情稳定。

按语：患者年老体衰，糖尿病病史 15 年余，伴有多种并发症，四诊合参，属于下消（脾肾气虚兼肾络瘀阻证）。患者脾虚则津液输布失常，肾虚则固摄封藏不利，精微物质流失，故见蛋白尿。腰为肾之府，肾虚故见腰膝酸软。患者舌暗、苔白、有瘀点、脉细涩，考虑瘀血阻滞；来诊时血糖、血脂及糖化血红蛋白均提示血糖控制不佳，考虑体内存在高凝状态。因此，临床治疗以益气补肾健脾、化瘀通络为法。方中黄芪益气升阳，固摄精微；山茱萸、菟丝子、芡实等补肾固摄，共为君药。当归、桃仁通络化瘀；水蛭乃血肉有情之品，善搜剔络邪，以活血化瘀；黄精顾护肾阴，与诸药有散有补，共为臣药。茯苓、泽泻健脾渗湿；金银花透邪外出；赤芍凉血化瘀；熟地黄、鳖甲滋补肾阴；甘草为使，调和诸药。患者服药后临床症状较前明显减轻，理化指标也显著改善。二诊时，患者腰膝酸软、乏力不适较前显著改善，尿泡沫也略减少，可见前方用药得当，辨证准确，因此，在原方基础上增加黄芪、金樱子用量，以提升益气升阳固摄之效。患者经治疗后，体征及理化指标均显著改善，随访期间病情稳定。

临证医案 2

患者，女，57 岁。

初诊：2022 年 6 月 19 日。

主诉：反复乏力不适 3 年，加重 1 天。

现病史：患者自诉患糖尿病 10 年，高血压 2 年。3 年前体检时首次发现尿蛋白（++），被诊断为糖尿病肾病，当时经控制血糖、改善循环及间断中药口服治疗，症状改善。1 天前无诱因症状加重，伴尿中泡沫增多，遂来诊。刻下症见患者反复乏力不适，稍微活动后症状加重，腰膝酸软，畏寒，有睡眠障碍，饮食可，小便尿量可，尿中泡沫增多，大便可，舌红，苔白，脉弦细。

辅助检查：尿常规示尿蛋白（+++）、尿潜血（±），24 小时尿蛋白总量 3000mg/24h，肾功能检查示血肌酐 66μmol/L，尿素氮 7.1mmol/L。

西医诊断：2 型糖尿病，糖尿病肾病。

中医诊断：下消（脾肾亏虚兼脉络瘀阻证）。

治法：益气补肾健脾，化瘀通络。

处方：黄芪 30g，赤芍 15g，生地黄 15g，山药 20g，山茱萸 15g，茯苓 15g，泽泻 10g，牡丹皮 12g，丹参 15g，西洋参 10g，当归 15g，川芎 10g，桃仁 10g，红花 10g，枳壳 10g，桂枝 10g，川牛膝 15g，柴胡 10g，甘草 6g。

上方 14 剂，水煎服，2 日 1 剂，饭后温服。

二诊：2022 年 7 月 11 日。

患者自觉体倦乏力、腰膝酸软、畏寒等不适均有所改善，但出现皮肤瘙痒、燥热不适，饮食睡眠改善，小便尿量可，尿中泡沫减少，大便可，舌红，苔微黄，脉细。复查尿常规示尿蛋白（++）、尿潜血（−），24 小时尿蛋白总量检测示 2741mg/24h。在上方基础上，加菊花 15g、地肤子 10g、蛇床子 6g，予 14 剂。

三诊：2022 年 8 月 23 日。

患者自觉上述不适症状均显著改善，饮食睡眠可，二便调，舌红，苔黄，脉软。复查尿常规示尿蛋白（+），皮肤瘙痒显著改善。于二诊方中去菊花、地肤子、蛇床子，继续予 15 剂口服治疗。

四诊：2022 年 12 月 10 日。

患者自诉入睡困难，睡后多梦，余不适均显著改善，饮食睡眠可，二便调，舌红，苔黄，脉沉。复查尿常规示尿蛋白（＋）、尿潜血（－），血肌酐 52μmol/L、尿素氮 6.8mmol/L，24 小时尿蛋白总量检测结果为1200mg/24h。在三诊方剂基础上加酸枣仁 15g、知母 10g、黄连 9g，再予15 剂。

患者服药后诸症均改善，随访半年，病情稳定。

按语：患者年老体衰，患糖尿病多年，本次就诊以乏力、尿中泡沫增多为主要表现，辨证为下消脾肾亏虚兼脉络瘀阻证。初诊时以乏力、腰膝酸软、畏寒为主，治以六味地黄丸以滋补肾阴，合血府逐瘀汤加减以活血化瘀，加黄芪益气补肾健脾。临床治疗紧扣病机，以益气补肾健脾、活血化瘀为法，随证加减。糖尿病属慢性疾病，患者长期服用降糖药物及中药汤剂，对胃肠道及肾功能均有影响，故中医治疗需循序渐进，采用早晚温服之法。下消治疗早期当以补肾、调和阴阳为主，中后期宜扶正与祛邪并重。温玉伟主任强调，下消病机复杂、变证多端，合并症常见，临床须辨证与辨病结合，切不可盲目照搬。若后期病情危重，不可单纯依赖中药，必要时应结合透析疗法，以提高疗效、改善预后。

第五节 腰痛

腰痛，是指以腰部一侧或双侧疼痛为主要临床表现的疾病，常可向腿部扩散，因其发病机制不同，临床有多种类型。从病性角度分析，腰痛有急性与慢性之分；从病因角度分析，可分为外感、闪挫跌仆及内伤三大类型。若进一步从疼痛机制角度分析，外感、闪挫跌仆所致的腰痛多属"不通则痛"，而内伤腰痛则以"不荣则痛"为主。

温玉伟主任认为，腰痛的发病机制主要包括以下几点。

一是正气亏虚，外感湿邪。温玉伟主任常言，外感腰痛患者中，感受湿邪者十之有七。湿邪稽留不散，且易与寒、热之邪合而为病，进而形成寒湿腰痛或湿热腰痛。湿性黏滞重浊，腰部成为湿邪侵袭的主要部位。然"冰冻三尺非一日之寒"，腰痛发病非朝夕而成，常以正气亏虚为内因。外感致病，虽为六淫侵袭，但实为正气不足。肾气亏虚则温煦无力，易致寒湿痹阻于内。外邪致病既与四时邪气盛衰相关，亦与人体正气强弱密切相连。人体正气中，与腰痛发作关系最密切的是肾之精气，故肾虚是腰痛发病的根本，邪气趁肾虚侵袭人体，外邪亢盛而正气亏虚，腰痛乃生。

二是气血运行不畅。气为血之帅，血为气之母，气虚则血行不畅，瘀阻于腰部，发为瘀血腰痛。患者临床可见腰痛如锯，拒揉拒按，夜间症状加重；舌体暗淡，大便偏黑。此类腰痛多由闪挫跌仆后瘀血留滞所致。腰部是连接人体的重要部位，为人体活动的枢纽，许多活动和动作都赖腰部力量才能完成。腰部筋脉易因外来跌仆、扭伤、闪伤等而损伤。筋脉受损则血行不畅，瘀血内停，不通则痛。瘀血腰痛虽多由外伤实证引发，然体虚内伤亦可导致久病不愈。若患者正气充足、肾气充盈，初病之时可及时化瘀通络、充养骨髓、化生新血，以祛陈生新；若肾气亏虚，则新血不生、旧血不祛，瘀血阻滞日甚，腰痛亦随之加重。

三是脾病传肾，痰湿内生。脾为后天之本，司运化水湿，乃肾精生化之源。脾气充足则水液运化正常，上经肺之宣发以汗液形式排出，下经肺之肃降及肾与膀胱的气化以尿液形式排出，水湿不致停聚成痰。若脾病及肾，导致脾肾两虚，一则脾失健运，水湿内停，聚而生痰；二则肾失温煦，寒邪内生，凝滞气血，可见畏寒肢冷、腰膝冷痛，甚则痰浊阻滞气机，出现心胸憋闷。心肾相交，水火既济，若心阳不足，肾失温煦，寒凝加重，则进一步导致脾虚，使水湿内停。

四是久病体虚，筋脉失养。久病耗伤气血，脏腑功能失调，其本在肾。如《诸病源候论》言："肾虚，役用伤肾，是以痛。"房事不节、崩漏失血、年老体衰等皆可致肾精亏虚。肾藏精，寓元阴元阳，肾阳不足则温煦无力，则腰部冷痛；肾阴亏虚，濡养不足，则腰膝酸软。

此外，肾阴阳亏虚也会随着病情进展而相互影响，严重时患者会阴阳两虚。因此，治疗腰痛时，把握肾之阴阳平衡十分关键。《景岳全书》云："腰痛之虚证，十居八九。"《灵枢·五癃津液别》云："虚，故腰背痛而胫酸。"可见，肾虚是腰痛发病的重要因素。因此，温玉伟主任临证治疗腰痛时，寒湿者温阳散寒，湿热者清热利湿，气血不足者益气补血，脾肾亏虚者补肾健脾。

临证医案 1

张某，男，69 岁。

初诊：2022 年 11 月 4 日。

主诉：反复腰痛伴夜尿频次增加 6 年，加重 1 周。

既往史：高血压史 5 年、2 型糖尿病史 10 余年、冠心病史 10 余年。

现病史：患者就诊时症见反复腰痛，体倦乏力，时有足跟疼痛，口干喜饮，时有心悸，纳差，睡眠差，尿量可，夜间排尿频次增加，大便尚调，舌红少苔，脉沉细。查体示血压 160/90mmHg，心率 75 次 / 分。尿液分析示尿糖（++++），肾功能检查示血肌酐 156μmol/L、尿酸 588μmol/L，血脂检查示甘油三酯 8.17mmol/L。

西医诊断：慢性肾脏病 3 期。

中医诊断：腰痛（肾阴虚证）。

治法：滋阴补肾，强腰止痛。

处方：熟地黄 20g，黄芪 20g，泽泻 15g，牛膝 15g，牡丹皮 15g，山药 15g，山茱萸 15g，烫狗脊 15g，炙远志 15g，甘草 10g。

上方 7 剂，每日 1 剂，水煎取汁 200mL，分早晚 2 次温服。

二诊：2022 年 11 月 12 日。

患者服药 1 周后自觉腰膝酸痛及乏力不适较前有所改善，夜尿频次减少，睡眠较前有所改善，饮食可，未再有明显心悸不适，舌暗，苔白，脉沉细。查体血压 154/85mmHg，心率 70 次 / 分；肾功能检查示血肌酐 148μmol/L、尿酸 549μmol/L。在上方基础上，去远志，加盐杜仲 15g，以补肾强腰，再予 14 剂，每日 1 剂，水煎取汁 200mL，分早晚 2 次温服。

三诊：2022 年 12 月 3 日。

患者自诉不适症状均已显著改善，舌淡，苔白，脉沉略细。查体血压 140/80mmHg，心率 68 次 / 分；肾功能检查示血肌酐 131μmol/L、尿酸 411μmol/L。上方去泽泻，加丹参 20g、红花 15g，以增强活血化瘀之力，再予 15 剂，同时嘱患者低盐、低脂、优质低蛋白糖尿病饮食。

随访半年，患者血肌酐持续稳定在 130 ～ 150μmol/L，未再有明显腰痛不适症状。

按语：患者为老年男性，合并冠心病、糖尿病、高血压、慢性肾脏病等，基础病多且重，脏腑功能受损，正气不足，发生腰痛，四诊合参，诊断为肾阴虚证，给予六味地黄丸加减治疗。方中熟地黄补肾填精；泽泻利湿泄浊，同时避免熟地黄过于滋腻；黄芪益气，与山药配伍能补脾益肾，以后天养先天；山茱萸补肝肾；牡丹皮清肝火，又能制山茱萸酸敛之性；狗脊能够祛风除湿，同牛膝配伍有补虚强筋的效果；远志能交通心肾，改善睡眠；甘草调和诸药。诸药合用，滋养肾阴，强腰止痛，疗效确切。

临证医案 2

王某，男，65 岁。

初诊：2022 年 7 月 19 日。

主诉：反复腰部隐痛 3 个月余，加重 1 天。

现病史：患者自诉 3 个月前无诱因出现腰部隐痛，久站或劳累后症状加重，休息可缓解，未予在意。1 天前，患者搬家出汗后，于空调房休息，起身后发现腰痛剧烈，难以直立，活动受限，遂来就诊。刻下症见患者神清，腰部冷痛，畏寒肢冷，纳可，睡眠差，大便调，小便清长，舌淡，苔白，脉沉紧。查体示腰椎生理曲度变直，活动受限，双侧直腿抬高试验阴性，下肢肌力 5 级，生理反射存在，病理未引出；数字 X 射线摄影（DR）提示腰椎退行性改变；磁共振成像（MRI）提示 L4-5 椎间盘突出。

西医诊断：腰椎间盘突出。

中医诊断：腰痛（肾虚兼外感风寒证）。

治法：温阳补肾、散寒止痛。

处方：北柴胡 10g，当归 15g，麸炒白术 15g，茯苓 15g，桂枝 10g，羌活 10g，葛根 20g，白芍 15g，防己 6g，盐杜仲 15g，炙甘草 6g。

上方 7 剂，免煎颗粒，日 1 剂，开水冲后早晚 2 次温服，同时给予盘坐仰起及神龙摆尾手法治疗。患者经手法治疗后腰痛不适改善，可缓慢行走。

二诊：2022 年 8 月 5 日。

患者自诉腰痛症状较前明显改善，可缓慢活动，畏寒肢冷症状也明显好转，仍觉腰酸，且盛夏天气仍觉发冷，需穿较厚的衣物，舌淡，苔白，脉沉细。上方加桑寄生 15g、补骨脂 15g、肉桂 6g，再予 7 剂。

三诊时患者症状消失。

随访半年，腰痛未再复发。

按语：患者为老年男性，肾精亏虚，腰府无以为养，故腰部隐隐作痛；肾阳不足，失于温煦，故见形寒肢冷，不能温化水饮，小便清长。患者初期腰痛不适，未予在意，后因劳累后在空调下感受风寒，阻滞气机，引发气血运行不畅，发为急性腰痛，辨证以肾虚为本，外感风邪为标。首诊时，患者疼痛剧烈，先治其标，以散寒解肌为主，邪出后予以补肾阳，在初诊方的基础上加减，标本兼治。1 周后患者风寒表证已解，急性腰痛消失，后续治疗以温阳补肾治本为主，给予肉桂引火归元，药物数量不多，但温补肾阳。患者腰痛久病，服用后效果十分理想。

第六节　血尿

血尿是泌尿系统常见的一种病症，以肉眼血尿或镜下血尿为特征。若诊断为肾小球性血尿，应排除尿道结石、尿道结核、尿道肿瘤、尿道炎或泌尿系统结构异常等病症导致的血尿。《医述》载："经云，悲哀太甚，则胞络绝，阳气内动，发为心下崩，数溲血也；又云，胞移热于膀胱，则癃、溺血。"肾小球性血尿可归属于中医学"腰痛""尿血""水肿""虚劳"等范畴。温玉伟主任认为，其病因病机复杂，具体如下：①阴虚火旺。肾水亏虚，相火亢动，灼伤肾络而致尿血；或病久及肾，阴损及阳，终致肾阴阳两虚。②脾不统血：脾虚气弱，统摄无权，血失固摄而下溢，发为尿血。③肾气不固。素体虚弱，肾气不足，气不摄血，统血失司，血随尿出。④下焦热盛。湿热蕴结下焦，耗伤津液，阻滞气血，血行不畅则瘀；肾络瘀阻，血溢脉外，遂成血尿。综上，肾小球性血尿病因可概括为"虚""热""湿""瘀"四字。治疗当以扶正祛邪为纲，临证须辨明虚实主次。虚证为主者，治以扶正为先，兼以祛邪；实证为主者，治以祛邪为要，兼顾扶正。同时，需结合现代检查手段详细鉴别诊断，明确血尿病因。下面分享 2 例温玉伟主任治疗血尿的典型医案。

临证医案 1

谭某，女，38 岁。

主诉：反复肉眼血尿 3 年。

现病史：患者 3 年来反复出现肉眼血尿，口服清热解毒中药后血尿有所缓解，但镜下血尿依然常年存在，曾行肾活检明确病理类型为 IgA 肾病。患者为求中医治疗，前来就诊。尿常规提示尿蛋白（++）、红细胞 30/HP，血肌酐正常。刻下症见患者面色晦暗，头晕，腰痛，伴有疲劳、畏寒、食欲减退，月经量减少且颜色深紫，常伴有血块，月经期间腹痛，舌暗淡，舌苔薄白，脉沉细弱。

中医诊断：血尿（脾肾气虚兼瘀血阻滞证）。

治法：健脾益气，补肾益精，活血通络。

处方：仙鹤草20g，白芍15g，小蓟30g，白茅根30g，生地黄20g，蒲黄10g，地榆20g，黄芪30g，白术10g，当归10g，山药20g，菟丝子15g，泽泻15g，茯苓15g，牛膝15g，炙甘草8g。

二诊：患者服药7日后，乏力、畏寒改善，纳差好转，患者月经量少，自诉5～7日后为正常经期将至，故方中加入白芍、川芎、熟地黄、当归等，以养血和血。

三诊：患者服药7日后，自诉本周期痛经明显改善，经量增多，血块明显减少，乏力头晕及腰酸等明显改善。嘱患者经期过后复查尿常规。

经期后1周，患者复查尿常规时尿蛋白（＋）、红细胞9/μL；余症状平稳，嘱患者定期复诊。

按语：本案患者是由湿热邪毒侵入，正邪交争，耗伤正气，邪毒深入体内，郁结于下焦，损伤脉络所致。本病多表现为本虚标实的证候，其本为脾肾气虚，标为邪毒瘀阻。方中黄芪、白术、山药健脾益气，生地黄、菟丝子、泽泻、牛膝等补肾益精；小蓟、蒲黄、白茅根等凉血止血；地榆凉血止血。

临证医案2

郝某，女，67岁。

主诉：反复茶色尿18年，乏力伴咽痛3天，茶色尿加重1天。

现病史：患者18年前因感冒后出现肉眼茶色尿，就诊于沈阳军区总医院，行肾活检示IgA肾病Ⅲ级，未行激素联合免疫抑制治疗；此后反复在感染后出现茶色尿，间断复查尿常规示尿蛋白波动在（＋）～（＋＋），尿潜血（＋）。4年前血肌酐升高至90μmol/L，间断口服中药。2022年9月行肾功能检查示血肌酐大于110μmol/L。3天前因劳累后乏力加重，伴咽痛，2日突发肉眼茶色尿，无尿频、尿急、尿痛等不适，来诊时查尿常规示红细胞3698/μL、白细胞26/μL；血肌酐121μmol/L。刻下症见患者神疲乏力，腰酸腰痛，颜面部及双下肢略浮肿，偶有心悸，外阴潮湿、易汗出，时有瘙痒，平素易怒、易焦虑，夜寐时有不安，难以入睡，易醒，舌淡红，苔根部略黄厚，脉弦。

中医诊断：血尿（肾虚兼肝胆湿热证）。

治法：补肾益气，清肝胆之湿热。

处方：柴胡 10g，白芍 20g，当归 15g，黄芩 15g，泽泻 15g，甘草 10g，薏苡仁 30g，土茯苓 30g，黄芪 30g，黄柏 15g，白术 15g，首乌藤 30g，盐杜仲 20g，白茅根 30g，金银花 15g，桔梗 10g，牛蒡子 10g，玄参 10g，牛膝 15g，茜草 10g，仙鹤草 35g，连翘 10g。

二诊：患者服药 5 日后，尿色基本如常，乏力有所改善，咽部疼痛好转，但仍觉不适，外阴仍有潮湿汗出，瘙痒好转，口苦，情绪较前改善，但仍易怒，自诉服用中药后便前下腹疼痛，便次较多，大便不成形。其间患者口服中药 3 日后复查尿常规，红细胞降至 53/μL；复诊当日复查尿常规，红细胞降至 17/μL。患者咽痛好转，原方去金银花、连翘、牛蒡子，以避免寒凉过度；保留桔梗清利咽喉，余清热渗湿药物保留；加乌药以缓解便前腹痛。

按语：温玉伟主任认为肾主藏精，肾气不足，气虚统血失司，血液外溢而致尿血，故临证可见乏力、气短、腰酸头晕等症；平素忧思恼怒过度，肝气郁结化火，火热熏蒸，迫血妄行，形成本虚标实之证。初诊处方中柴胡、白芍、黄芩、黄柏等清肝胆湿热；当归益阴血；玄参、茜草等凉血止血；薏苡仁、土茯苓等祛湿化浊；黄芪、盐杜仲补肾益气；金银花、桔梗、牛蒡子清利咽喉。全方攻补兼施。

治疗血尿常用的中药，有部分经现代药理学研究，确实可有效治疗该病。例如，黄芪的主要成分能够阻止肾脏足细胞凋亡，保护肾脏血管内皮细胞，减轻肾脏纤维化的程度；白术有效成分不但可以一定程度提高肾小球滤过率，还可以改善肾小管的功能，尤其是重吸收功能。小蓟、蒲黄、防风等有抗凝、止血的作用。

在肾小球性血尿的治疗方面，西医没有特别有效的药物可以选择，特别是单纯性血尿，大多采取观察随访的治疗策略。然而，对于出现蛋白尿、高血压和肾功能异常等症状的患者，医生可以根据具体的病情选择使用肾素－血管紧张素－醛固酮系统抑制剂（RAASI），或者在有肾活检结果的支持下，使用激素和／或免疫抑制剂及其他药物。对于单纯性血尿的患者，若不做肾活检，很难判断病情。实际上，单纯性血尿患者中有一部分是 IgA 肾病、局灶节段性肾小球硬化，甚至伴有新月体形成等。这类患者如果得不到及时治疗，可能在数年后进展为终末期肾病，需要肾替代治疗。故肾小球性血尿日益引起临床工作者的关注。

中医药在治疗肾小球性血尿方面具有独特的优势。在中医学理论中，肾小球性血尿的出现与多个因素有关，包括病程的持续时间、个体体质、是否存在其他疾病及是否伴有并发症等。"热""湿""虚""瘀"是其常见病机。通过中药和中医技术的运用可以有效改善患者的整体症状。

第七节　癃闭

　　癃闭是中老年人常见病、多发病，西医学中，各种原因引起的少尿、无尿、尿潴留均可归属于本病范畴。癃闭的临床表现为小便不通或点滴而出。男性患有该病多与前列腺增生及性功能障碍等因素有关，严重影响患者的生活质量，容易引发多种情绪问题。

　　癃闭这一病名最早记载于《黄帝内经》。《素问·灵兰秘典论》云："膀胱者，州都之官，津液藏焉，气化则能出矣。"该论述指出尿液的排泄依赖人体脏腑对津液的气化功能。隋代医家巢元方认为："肾气虚弱，不能藏水，胞内虚冷，故小便后水液不止，而有余沥。"《灵枢·口问》曰："中气不足，溲便为之变。"《灵枢·经脉》提出："肝足厥阴之脉……是肝所生病者……遗溺、闭癃。"综上所述，人体水液代谢有赖于各个脏腑的共同协作。历代医家认为癃闭的病因主要与湿热、热毒、气滞和瘀血等病理因素有关。病机乃肾和膀胱气化失司，小便排出不畅。然人体津液代谢责之于肺、脾、肾、三焦的功能，因此在临床治疗过程中，温玉伟主任主张辨证论治的同时，秉承着司病且司人、治病求本、标本兼顾、急则治其标、缓则治其本等治疗原则，灵活用药，辨证施治。

临证医案 1

张某，男，71 岁。

初诊：2023 年 8 月 27 日。

现病史：患者于 2018 年行前列腺手术后至今，排尿不畅，伴发尿频、尿不净、小便点滴而出，甚则闭塞不通。今查膀胱残余尿量超声检查示残余尿量约 450mL。就诊时患者周身乏力，浮肿，汗出，腰痛明显，走路、站立困难，纳可，寐可，大便调，舌质淡红，苔白，脉沉弱。

既往史：2018 年脑梗死，2018 年行前列腺手术，2021 年行心脏搭桥术。

病机：患者肾元亏虚，肾阳不足，命门火衰，气不化水，膀胱气化失司。

治法：温补肾阳，活血利水。

处方：黄芪 30g，当归 10g，红花 10g，丝瓜络 10g，桃仁 10g，赤芍 15g，地龙 10g，路路通 10g，北刘寄奴 15g，桑寄生 20g，牛膝 15g，杜仲 20g，泽兰 10g，益母草 15g，虎杖 15g，淫羊藿 15g。

二诊：2023 年 9 月 2 日。

患者排尿困难和腰痛减轻，大便通利，怕冷，浮肿。原方加真武汤、桂枝汤和皂角刺等，所加药物为皂角刺 10g、制附子 10g、白芍 15g、生姜 8g、白术 10g、桂枝 10g、茯苓 15g、炙甘草 10g。

三诊：2023 年 9 月 16 日。

患者出汗、怕冷症状消失，腰痛减轻，排尿通畅，便秘，乏力。上方去制附子，加肉苁蓉 10g，以巩固治疗。

按语：本案患者，年老久衰，肾元亏虚，肾阳不足，无以化气行水，进而膀胱气化失司，加之素有血瘀，引发胸痹、中风等病，瘀血为重，故方中以黄芪、当归益气养血；加红花、丝瓜络、赤芍、地龙、桃仁等活血化瘀之品兼顾血瘀之证；桑寄生、牛膝、杜仲、淫羊藿以温补肾阳，助阳化气行水，同时壮腰脊、强筋骨。温玉伟主任善用黄芪、益母草、虎杖、淫羊藿四品分治癃闭气虚、血瘀、湿浊、肾阳虚之证。复诊加真武汤以温阳化气行水，这样肾阳之气得补，膀胱得以气化，水道调畅，癃闭得解。

临证医案 2

卢某，男，74 岁。

初诊：2022 年 3 月 12 日。

现病史：排尿困难、无力，夜尿频繁，尿淋沥不净，少腹压痛，寐可，纳可，大便调，舌质暗红，苔白，舌下脉络迂曲，脉沉涩。膀胱残余尿量超声检查示残余尿量 255mL。

既往史：高血压，前列腺增生。

病机：浊瘀阻塞，水道不通。

治法：行气活血，化瘀通浊。

处方：黄芪 30g，盐金樱子 15g，红花 10g，丝瓜络 10g，芡实 25g，熟地黄 20g，皂角刺 10g，路路通 10g，北刘寄奴 15g，益母草 15g，桑寄生 20g，牛膝 15g，川芎 10g，香附 10g，虎杖 15g，淫羊藿 15g。

二诊：2022 年 3 月 30 日。

患者排尿困难症状减轻，舌下脉络迂曲明显。上方加蒲黄 10g（包煎）、仙鹤草 30g，以增强活血化瘀、疏通血脉之功，巩固疗效。

三诊：2022 年 4 月 17 日。

患者排尿困难症状明显改善，稍有腰痛，舌下脉络迂曲改善。守上方以巩固疗效。服药后，排尿困难、排尿无力诸症均除。膀胱残余尿量超声检查显示残余尿量 10mL。

按语：该患者瘀血较重，肾气虚衰，无力推动气血运行而夹气滞血瘀，故见虚实夹杂之证。考虑患者素有高血压，治疗以活血化瘀为主。又年老体衰，故选用黄芪、益母草、北刘寄奴、路路通、红花、丝瓜络、牛膝、皂角刺等活血之品，且兼能补肾气，助膀胱气化，使水道通畅。桑寄生、牛膝、金樱子、芡实均补肾固涩，亦治疗夜尿频繁之症。温玉伟主任兼用淫羊藿、虎杖、益母草、黄芪四品，助补气温阳、行气化浊，遂能取得较好疗效。

临证医案 3

刘某，男，60 岁。

初诊：2022 年 2 月 27 日。

现病史：患者排尿困难 1 个月，时有尿痛，小腹凉，夜尿频繁，舌质暗红，苔白腻，脉沉涩。CT 示前列腺增大伴钙化，肝脏多发血管瘤。

病机：肾阳不足，气化无权，浊瘀阻塞。

治法：温补肾阳，化气利水，活血通络。

处方：黄芪 30g，虎杖 15g，益母草 15g，淫羊藿 30g，北刘寄奴 15g，路路通 12g，皂角刺 10g，白芍 20g，红花 10g，丝瓜络 10g，桑寄生 30g，牛膝 15g，地龙 10g，菟丝子 20g，炙甘草 8g。

二诊：2022 年 3 月 15 日。

患者上述症状明显改善，守上方续予 7 日，以巩固疗效。

按语：肾与膀胱相表里，水液代谢输布需依靠肾气的温煦及气化功能，并且由膀胱储存及排出尿液。本病案患者排尿困难，考虑肾气、肾阳不足。肾气不足，膀胱气化功能失常，导致排尿困难。该患者肾阳不足导致小腹凉、夜尿频繁，选用黄芪、淫羊藿温补肾阳；桑寄生、牛膝、菟丝子补肾壮腰固涩；益母草活血利水；本病患者肾元亏虚导致下焦瘀阻，以红花、丝瓜络、皂角刺、北刘寄奴等活血通络之品助膀胱气化，使瘀祛则气化有权，水液通畅。

临证医案 4

张某，男，41 岁。

初诊：2020 年 6 月 17 日。

患者因情志不遂，出现排尿困难，口渴，喜冷饮，小便黄赤，大便调，寐可，舌质红，苔黄，脉沉。超声检查未见前列腺增生。

病机：肝失疏泄，肝火扰心，心火下移小肠，水道通调受阻。

治法：疏肝理气，清心泻火。

方药（颗粒剂型）：淡竹叶 10g，生地黄 25g，甘草 6g，川木通 8g，焦栀子 10g，牡丹皮 10g，醋青皮 8g，黄柏 10g，蒲公英 20g，醋三棱 10g，醋莪术 10g。

二诊：2020 年 6 月 24 日。

患者排尿困难症状明显改善，舌质红，苔黄，脉沉。守上方续予 4 剂，以巩固疗效。

按语：患者由于情志因素，处于焦虑、抑郁状态，肝气郁结，肝失疏泄，三焦水液不能运化，肝火扰心，心火下移小肠，导致肾与膀胱气化不利，津液输布失司，而产生癃闭。温玉伟主任用导赤散为基础方进行加减，又因肝气郁结日久，气机不畅而生血瘀，故加三棱、莪术以破血逐瘀；栀子、淡竹叶清心火而除烦，清肝泻火；黄柏、蒲公英清泻下焦。诸药为伍，疗效颇著。

临证医案 5

谭某，男，83 岁。

初诊：2022 年 9 月 10 日。

现病史：患者素有慢性肾功能不全，现遗尿 1 个月，排尿困难，排尿时淋沥不尽，腰膝酸软，纳可，寐可，大便调，舌质暗红，苔白，脉细弱。超声检查显示前列腺增生，尿潴留，膀胱残余尿量 400mL。血肌酐155.7μmol/L，血红蛋白 115g/L。

病机：肾气不足，瘀血阻滞。

治法：益气补肾，活血化瘀。

处方：黄芪 30g，虎杖 10g，益母草 20g，淫羊藿 10g，北刘寄奴 10g，路路通 10g，川牛膝 20g，蜜金樱子 20g，芡实 30g，红花 6g，丝瓜络 6g，王不留行 10g，薏苡仁 30g，六月雪 30g，皂角刺 8g，地龙 8g。

二诊：2022 年 9 月 24 日。

患者遗尿减轻，排尿困难改善，腰酸痛，体力不支，舌质红，苔白，脉细弱。继守上方，仍以补肾气为主，同时加杜仲 20g、桑寄生 25g，以加强补肾壮腰脊之功。

服药后患者体力有所改善，肾功能稳定，排尿困难明显减轻。膀胱残余尿量超声显示残余尿量 15mL。

按语：患者患有慢性肾功能不全，又年老体衰，肾气不足较为突出。气虚无以利水，导致膀胱气化无力，水液通道受阻。"无阳则阴无以化"，致肾阴亏耗，尿液生成无源，也可形成癃闭。气虚无力推动血液运行，气虚血瘀，阻碍气机，加重膀胱气化功能失调。本案患者属于本虚标实，虚实夹杂之证。方用黄芪、淫羊藿、金樱子、芡实等补肾益气之品，一则从虚劳辨病，补肾气治本，二则从癃闭迁延日久，正气衰惫，补气扶正。北刘寄奴、路路通、红花、丝瓜络、皂角刺、王不留行、地龙等活血化瘀。温玉伟主任善用六月雪、薏苡仁散瘀化浊，以治疗慢性肾功能不全，此处方中加入此二药，以治疗癃闭浊瘀阻塞，故取得佳效。

第八节　淋证

淋证是肾病科的临床常见病，相当于西医学的"泌尿系统感染"，是指泌尿系统受到不同病原体侵袭后引起的炎症性疾病，根据侵袭部位不同，分为上尿路感染和下尿路感染。上尿路感染主要指肾盂肾炎，下尿路感染主要指膀胱炎及尿道炎。本病具有迁延、易复发等特点，表现为尿频、尿急、尿痛等尿路刺激症状和 / 或伴有寒战、发热、消化道反应、腰痛等全身症状。

淋证又称为"淋""淋溲""淋闷"等，最早载于《素问·六元正纪大论》，其指出淋证主要表现为小便淋沥、排尿不畅，甚至不通。汉代张仲景在《金匮要略·五脏风寒积聚病脉证并治》中称本病为"淋秘"，病机为"热在下焦"，在《金匮要略·消渴小便利淋病脉证并治》中云："淋之为病，小便如粟状，小腹弦急，痛引脐中。"华佗在《中藏经·论诸淋及小便不利》中根据淋证的临床表现，将其分为冷、热、气、劳、砂、膏、虚、实八种，为后世辨证分型奠定基础。后世医家在此基础上不断补充，如唐代孙思邈在《备急千金要方·淋闭》中将淋证总结为石、气、劳、膏、热五淋，宋代严用和在《严氏济生方·淋沥论治》中将淋证分为气、石、血、劳、膏五种。随着古代医家临证经验的积累，隋代巢元方在《诸病源候论·淋诸病》中言："诸淋者，由肾虚而膀胱热故也。"该论述高度概括了淋证以膀胱湿热为标、肾虚为本的病机，成为后世医家诊疗淋证的主要辨证依据。

临证医案 1

王某，女，76 岁。

初诊：2023 年 1 月 7 日。

主诉：排尿有灼热感，小便混浊半年，加重 1 周。

现病史：患者现排尿灼热感明显，小便混浊，小便颜色为乳白色，上漂浮有油状物，排尿不畅，伴有恶寒，腰、腿疼，寐可，纳可，舌质暗红，苔白黏腻，脉沉滑。

既往史：紧张性头痛，反复尿路感染，低钾血症。

辅助检查：尿常规示尿白细胞 200/μL，超声示尿潴留、肾囊肿、肾盂积水。

病机：湿热下注，脂汁外溢。

治法：清热利湿，分清泄浊。

处方：萆薢 30g，黄柏 10g，茯苓 10g，白术 10g，莲子心 4g，车前子 10g，石韦 20g，桑寄生 30g，杜仲 20g，牛膝 20g，石菖蒲 8g，蒲公英 20g。

二诊：2023 年 1 月 14 日。

患者服药后诸症减轻，继守上方。

三诊：2023 年 2 月 12 日。

患者尿灼热感改善，小便混浊减轻，小便颜色偶透明，呈淡黄色，排尿通畅，尿常规无异常，腰腿疼好转，舌质暗红，苔白黏腻，脉沉滑。但患者自诉眼干涩，考虑肝肾阴虚，加女贞子 15g、枸杞子 10g，以养血补肝，滋阴补肾。

四诊：2023 年 4 月 8 日。

患者服药后上述症状均改善，自诉有痔疮、便血。上方去莲子心、石菖蒲、蒲公英清热利湿之品，加马齿苋 20g、地榆 20g，以凉血止血、清热解毒。

处方：萆薢 30g，黄柏 10g，茯苓 10g，白术 10g，车前子 10g，石韦 20g，桑寄生 30g，杜仲 20g，牛膝 20g，枸杞子 10g，马齿苋 20g，地榆 20g。

患者又服上方 5 付，上述症状消失，尿检正常。

按语：根据患者脉症，辨病属膏淋。该患者年老肾气衰退，正气不足，难以抵御外邪。患病日久，湿气困脾，若单用清热利湿之法，复加苦寒清燥之剂，恐更伤及正气，导致正气亏损严重，无法祛邪外出，又加重湿热蕴遏。故温玉伟主任选用萆薢分清饮为主方加减，利湿通淋，复加桑寄生、杜仲、牛膝等补肾益气之品。结合该患者病情，强调治疗过程中需结合患者自身情况，考虑其身体素质，通补兼施。

临证医案 2

张某，男，23 岁。

初诊：2019 年 1 月 19 日。

主诉：尿频、尿急、尿道刺痛半年。

现病史：患者尿色如茶，小腹胀满疼痛，头晕，平素汗多，寐差，醒后难以入睡，大便调，舌质红，苔黄，脉弦。

既往史：扁桃体Ⅱ度肿大。

辅助检查：尿常规示尿蛋白（＋），尿潜血（＋），尿红细胞 200/μL；血尿酸 542μmol/L；超声示胆囊壁增厚。

病机：热灼络脉，迫血妄行。

治法：清热通淋，凉血止血。

处方：生地黄 20g，小蓟 20g，滑石 15g，木通 6g，蒲黄 10g（包煎），藕节 10g，淡竹叶 10g，当归 8g，栀子 10g，炙甘草 8g，浮小麦 20g，地榆 20g，煅龙骨 30g，煅牡蛎 30g，茯神 10g。

二诊：2019 年 4 月 27 日。

患者服上方后，尿频、尿急、排尿时尿道刺痛感有所缓解，汗出正常，但仍寐差，身体乏力，胁肋下疼痛，舌质红，苔黄，脉弦。复查尿常规无异常。上方加远志 10g、柴胡 8g、白芍 20g、香附 10g、郁金 10g、延胡索 10g、川楝子 10g，以疏肝理气止痛。

三诊：2019 年 7 月 20 日。

患者服上方后，胁肋下疼痛明显改善，舌红，苔白，脉弦。守方续予 5 剂。

服上药后诸症消退，随访 2 次，均无不适。

按语：结合患者症状及舌脉，可辨病为淋证之血淋。湿热蕴结下焦，损伤膀胱血络，膀胱气化失司。温玉伟主任选用小蓟饮子为主方，以凉血止血，利尿通淋。患者性情急躁，二诊时考虑辨证为肝失疏泄，气结于膀胱，亦加重膀胱气化不利。治疗合逍遥散加减，以疏肝理气，调畅膀胱气机。方中加延胡索、川楝子利气疏导，理气止痛；加香附、郁金疏肝解郁。患者汗多，方中煅龙骨、煅牡蛎、浮小麦滋阴敛汗。诸药合用，共奏清热利湿、调畅气机、利尿通淋之效。

临证医案 3

马某，男，45 岁。

初诊：2021 年 1 月 24 日。

现病史：患者昨日突然右下腹部绞痛，伴大腿内侧放射性疼痛，见肉眼血尿，现血尿消失，小便频数，淋沥刺痛，尿道有窘迫感，下腹部拘急，大便不成形，舌质红，苔白腻，脉细弱。

辅助检查：超声示左肾泥沙样结石形成，右侧肾盂结石，大小为 4mm；尿常规示尿潜血（＋）。

病机：湿热煎熬成石，膀胱气化失司。

治法：清热利湿，排石通淋。

处方：金钱草 60g，海金沙 15g，鸡内金 25g，冬葵子 10g，牛膝 20g，滑石 20g，车前子 10g（包煎），三棱 8g，莪术 8g，石韦 20g，炒白芍 20g，炙甘草 8g，地榆 20g，桑寄生 30g。

二诊：2022 年 7 月 30 日。

患者小便频数减轻，下腹部拘急改善，口干，大便稍稀薄，舌质红，苔白腻，脉细弱。上方加山药 15g、茯苓 10g，以健脾利湿。

患者服上药 5 付后，复查尿常规无异常。患者尿频、尿道不适症状消失，小腹疼痛缓解，大便成形。超声检查示左肾小结石有排出，泥沙样结石明显减少。

继续予上方 7 付，超声检查示左肾泥沙样结石消失，右肾小结石也消失。患者腰酸，乏力，考虑久淋伤肾，后续予补肾健脾方药，以巩固疗效。

按语：根据本案患者脉症，可诊断为石淋。肾与膀胱相表里，石淋乃肾气亏虚为本，膀胱湿热为标。湿热日久，热灼尿液结为砂石，淤积水道。湿热内蕴，阻碍气机，气滞血瘀。所以在利湿热的同时，需配合活血通脉之法，以消除下焦瘀滞胶结状态。砂石为有形实邪，宜攻之。温玉伟主任常用金钱草、海金沙、鸡内金、冬葵子、滑石、车前子等药排石通淋。温玉伟主任常在方中加入三棱、莪术以破血逐瘀，合用金钱草、海金沙、鸡内金（三金）助结石排出。诸药合用，共同达到清热利湿通淋之功效。然患者久病伤脾肾，后期需调补脾肾之气，培土固本。这样标本并举，通补兼施，诸症即可痊愈。患者体质易形成结石，嘱患者服药后改善饮食，注意监测肾功能，且建议每年定期服用中药汤剂调整体质，预防结石形成。

临证医案 4

高某，女，73 岁。

初诊：2023 年 3 月 19 日。

主诉：尿频、尿急、尿道灼热、小腹坠痛 2 年。

现病史：患者近 2 年反复发作尿频、尿急、尿道灼热，小腹坠痛，无发热。自服西药、中成药略有缓解，此后间断发作。1 个月前劳累后再发，自诉口服西药、中成药无效，遂来就诊。刻下症见尿频，夜间亦频，尿急，尿道及小腹坠痛，身重困倦，畏寒，腰酸痛，双下肢浮肿，大便次数多，便溏，舌质淡，苔黄腻，脉沉弱。

辅助检查：尿常规无异常。

既往史：结肠癌术后，目前正在接受化疗；肺气肿，肺结节。

病机：湿热蕴结下焦，膀胱气化失司。

治法：清热利湿通淋。

处方：瞿麦 15g，萹蓄 15g，车前子 10g，滑石 20g，栀子 10g，甘草 8g，木通 10g，乌药 10g，山药 15g，炒益智仁 20g，蒲公英 30g，炒白术 10g，泽泻 15g，茯苓 10g，桂枝 10g。

二诊：2023 年 3 月 25 日。

患者小腹坠胀，排尿困难，尿道灼热感有所缓解，他症略有改善，夜尿频繁减少至 3 ～ 4 次，大便好转，日 2 ～ 3 次，仍畏寒、腰酸痛，故守方加减治疗。

三诊：2023 年 4 月 8 日。

患者尿频、尿急、尿道及小腹坠痛均消失，身重困倦，腰腿疼痛，怕冷畏风，腿部活动不利、酸痛，夜尿 4 次，舌淡，苔白腻，脉沉弱。患者清晨便溏，遂守上方加四神丸加减治疗五更泄泻。方中去八正散；加缩泉丸温脾肾，缩小便；加狗脊强筋骨，壮腰脊；加伸筋草、透骨草，以舒筋活络。

处方：牛膝 20g，乌药 10g，山药 15g，炒益智仁 20g，炙甘草 10g，蒲公英 30g，炒白术 10g，茯苓 10g，狗脊 20g，桂枝 10g，白芍 15g，桑寄生 20g，补骨脂 10g，肉豆蔻 10g，吴茱萸 4g，醋五味子 10g。

上方服用 1 周后，诸症状明显改善，患者不愿再服药，遂停药。

按语：该患者年岁已高，素体脾肾两虚，湿热蕴结下焦，膀胱气化不利，诊断为淋证之热淋。初诊时证属虚实夹杂，偏湿热实证，有尿频、夜尿频繁、尿急、尿道及小腹坠痛之实象，亦有身重困倦、畏寒、腰酸痛、双下肢浮肿、大便次数多、便溏等脾肾虚弱之虚象。病机为湿热蕴结下焦，膀胱气化不利，同时兼有脾肾阳虚，故治法乃清补并施，以清热利湿为主，兼温补脾肾，旨在祛邪而不伤正，扶正而不留邪。初诊时实证较甚，故方用八正散合五苓散。萹蓄、瞿麦、车前子等清热利湿通淋；茯苓、白术、泽泻、桂枝等温阳化气，健脾利湿。三诊时患者实证症状已愈，故以缩泉丸和四神丸加减温补脾肾，缩精固尿。该病案在治疗中，展现了清补共施、标本兼顾、寒温并用的特点。

第九节　呕吐

　　呕吐作为疾病，属于脾胃系统疾病，但作为症状，在肾病患者中十分常见。有一部分肾病患者常以呕吐、恶心为主诉就诊，通过理化检查诊断为慢性肾脏病。呕吐在肾病的各个阶段可因为不同的诱因而出现。从西医角度，肾炎、肾病综合征患者的呕吐，常因严重胃肠道水肿或应用环磷酰胺等免疫抑制剂所致；慢性肾衰患者多因肌酐、尿素氮等毒素潴留引发胃肠道反应，或代谢性酸中毒、后期容量负荷过高导致胃肠道水肿；原发病相关呕吐，最常见于糖尿病肾病尿毒症期合并胃轻瘫，以及肿瘤相关性肾病后期，此类呕吐除肾病因素外，还可能与原发病或化疗、靶向药物相关，病因更为复杂。尽管中医内科学未将呕吐归为肾系病症，但在临床，呕吐为肾病的常见兼症，甚至是部分患者的主诉症状。因此，本节重点介绍温玉伟主任治疗慢性肾脏病患者呕吐的临床经验及医案。

　　呕吐的中医病机为"胃失和降，气逆于上"，病因包括外感六淫、内伤饮食、情志不调等。温玉伟主任认为，肾病患者呕吐最常见的病因是外感六淫与久病体虚，两者常合而致病。慢性肾脏病日久，患者体虚易外感发病；同时，久病耗伤中气，脾胃虚弱，难以受纳水谷、化生精微，致胃气上逆而呕吐。临床辨证需明辨虚实，肾病科呕吐多为虚实夹杂，以脾胃气虚、阳虚、阴虚为本，以外邪、痰饮、湿浊为标。治疗当遵循扶正祛邪、和胃降逆原则，温玉伟主任临证常用吴茱萸汤、半夏泻心汤、左金丸、良附丸、藿香正气散、理中汤等方剂，常用吴茱萸、半夏、生姜等药。

临证医案

丁某，女，48岁。

初诊：2023年6月10日。

现病史：患者因糖尿病肾病进展至尿毒症期，半年前被新型冠状病毒感染后出现心肾综合征，血肌酐 700μmol/L 以上，并伴急性左心衰竭，遂行腹膜透析治疗。透析后，心力衰竭所致的水肿、喘憋症状明显改善，于外院腹膜透析中心定期随诊，血肌酐维持在 450 ～ 550μmol/L，每日尿量约 500mL，腹膜透析每日总超滤量约 1000mL，贫血、钙磷代谢指标均达标，但反复出现恶心、呕吐，食入或饮水即吐，每次呕吐前均有咽痒不适，呕吐物为酸苦痰涎。外院诊断为糖尿病胃轻瘫，口服多潘立酮治疗无效，每顿饭前需要口服甲氧氯普胺片方可少量进食。患者因呕吐严重影响生活，前来就诊。入院时患者症见反复恶心、呕吐，口干，饮食入口即吐，干呕频作，胃脘嘈杂，呕吐酸苦痰涎，不欲饮食，精神不振，神疲乏力，双下肢浮肿，大便调，舌红，苔黄腻，舌下络脉瘀，脉细弦。入院后拟行胃镜检查，患者因恶心、呕吐拒绝。

病机：气阴两虚为本，湿热浊毒内蕴为标，肝火犯胃、胃失和降，发为呕吐。

治法：清肝泻火，降逆止呕，滋阴和胃，益气健脾。

处方：左金丸加味。吴茱萸 3g，黄连 10g，山药 35g，牛蒡子 10g，桔梗 10g，僵蚕 10g，甘草 8g，红花 10g，百合 15g，茯苓 10g，白术 10g，连翘 10g，蝉蜕 6g，白芍 15g，紫苏叶 6g，姜半夏 6g，生姜 10g。

4 剂，水煎煮至 400mL，每次 200mL，日 2 次，温服。

患者服药 1 剂后，呕吐酸苦痰涎症状明显减轻，咽痒发作次数减少。患者服用 3 剂后，恶心、呕吐显著改善，进食饮水后未再呕吐，无须口服甲氧氯普胺片，仅偶感恶心，口干不欲饮，无食欲，大便干，舌暗，苔薄白腻，脉细弱。原方加酒大黄 10g，黄连减至 5g，再予 6 剂，患者恶心消失，食欲恢复，进食后胃部无不适，大便每日 1 次，尿量较入院时明显增加，每日尿量约 1000mL，双下肢水肿消退，精神状态改善，但仍有咽痒不适。患者补充既往有慢性咽炎病史，上方去黄连、吴茱萸、紫苏叶、半夏，带药 7 剂出院。

患者服药后复诊时，无恶心、呕吐不适，无咽痒、水肿。此后，腹膜透析转诊至丹东市中医院腹膜透析中心，长期随诊。

该患者此次入院诊疗，要点有三：①该患者的基础病为糖尿病肾病，患者因呕吐来诊，在外院诊断为"糖尿病胃轻瘫"，我们基本认同此观点，因为患者虽为透析患者，但尿量及血肌酐的平均水平提示患者仍有残余肾功能，且毒素量并不高，所以考虑患者此次恶心、呕吐的主要原因是胃轻瘫。②中药汤剂治疗方面，患者入院时反复恶心、呕吐，食入即吐，呕吐酸苦痰涎，舌脉可见肝郁湿热的征象，当属肝火犯胃、胃失和降之证。故予左金丸，以和胃泄浊止呕。因患者患消渴病日久，调摄不慎，导致气阴两虚，症见口干、咽干，故处方中加用山药、百合、百芍等滋阴养血之品。③该患者此次呕吐还有一个特点就是咽痒后呕吐，如何解释？《素问·至真要大论》有言"诸痿喘呕，皆属于上"，慢性咽炎所致的咽痒可以理解为这个"上"，患者胃轻瘫也可以理解成这句话中的"痿"。因此，在治疗"咽喉不利、咽痒"后，患者恶心、呕吐症状明显减轻。

第二次入院：2023 年 9 月 12 日。

患者 1 周前因情绪波动，出现胸闷、心悸、恶心、纳差，水肿逐渐加重，调整腹膜透析方案后，水肿仍不缓解，进而出现夜间喘咳，不能平卧，频繁呕吐、恶心，食入即吐，咽干、咽痒，常因咽干、咽痒诱发呕吐，尿量减少到每日不足 400mL。该患者经门诊收治入院。入院时症见颜面及双下肢浮肿，气短、喘憋，不能平卧，频繁呕吐，恶心时作，饮入即吐，食入即吐，口干不欲饮，精神不振，神疲乏力，动则气促，手足不温，大便溏，每日 2 ~ 3 次，夜寐差，舌暗，苔薄黄，脉细数。

入院检查：血肌酐 565μmol/L，血浆白蛋白 30g/L，脑利尿钠肽（BNP）4286pg/mL；心脏超声提示射血分数 42%，未提示有心包积液；患者肌钙蛋白正常，心电图提示窦性心律（心室率 83 次 / 分），ST 段改变。

温玉伟主任考虑该患者本次入院应以治疗心力衰竭为主，但患者仍诉呕吐、恶心，不能进食。治疗上予腹膜透析增加超滤治疗，以减轻容量负荷，减轻心脏负担。

入院 3 日后，患者水肿、喘憋症状改善，呕吐、恶心症状不缓解，复查患者肌酐 456μmol/L，血浆白蛋白下降至 25g/L，血钾 3.2mmol/L。患者通过腹膜透析机增加超滤治疗，容量负荷减轻后，心力衰竭症状缓解，但因恶心、呕吐，进食较差，低蛋白血症加重，且伴有低钾血症，故予以中药汤剂口服治疗。

患者消渴日久，久病脾胃虚弱，痰饮内蕴，上热下寒，胃肠气机失和，故治疗予半夏泻心汤加减，辛开苦降，寒热并治，以化痰、和胃、降逆。

处方：黄连8g，山药35g，牛蒡子10g，红花10g，桔梗10g，僵蚕10g，炙甘草8g，葶苈子10g，百合15g，茯苓10g，白术10g，白芍15g，竹茹10g，陈皮8g，黄芩10g，姜半夏6g，干姜5g。

3剂，每日1剂，水煎煮400mL，每次200mL，温服。

患者服用3剂中药后，呕吐明显改善，可进食。此方再予5剂，患者水肿、喘促、恶心、呕吐均改善，仍咽痒，尿量增多，复查血浆白蛋白28g/L，舌淡，苔薄白，脉细。上方去黄连、干姜、竹茹，加当归15g，炙甘草改为生甘草。续予5剂后，患者症状改善，遂予出院。

患者在门诊续服上方1个月，血浆白蛋白升至32g/L。停药后随诊未再出现恶心、呕吐等症状，血浆白蛋白逐渐升至36g/L。

该患者此次就诊与此前不同，本次恶心、呕吐因心力衰竭参与，由胃肠道黏膜水肿加剧既往的"胃轻瘫"症状所致，且可见明显下利、下肢冷等下焦虚寒的症状，故治以半夏泻心汤，而非左金丸加减。患者兼见水肿、喘咳，方中加用葶苈子，既合中医利水消肿、平喘止咳之效，亦因现代药理研究表明其具有改善心力衰竭的作用，体现辨证施治与现代药理结合的用药思路。鉴于患者进食较差，致白蛋白偏低，后期方中加当归，与原方白芍相伍，养血益气，现代药理研究证实两者合用，可促进白蛋白合成。

第三次入院：2023年12月3日。

患者因腹膜透析操作不当，出现腹膜透析液浑浊、腹痛、腹泻、恶心、呕吐，发热恶寒、四肢酸楚、超滤量减少，前来就诊。症见呕吐前咽痒、咽干，周身水肿，夜间喘憋，舌暗，苔白腻，脉濡。

辨证为外邪犯胃、中焦气滞、胃气上逆。予藿香正气散加减。

处方：黄连8g，山药35g，牛蒡子10g，红花10g，桔梗10g，僵蚕10g，藿香6g，白术15g，茯苓10g，大腹皮10g，紫苏10g，姜半夏6g，佩兰10g，甘草8g。

3 剂，每日 1 剂，水煎煮 400mL，每次 200mL，温服。

因患者发生腹膜炎致超滤减少、尿量减少，水肿逐渐加重，夜间喘憋、不能平卧，故在予以中药汤剂治疗的同时，配合中医特色外治法。外治法使用隔姜灸灸中脘穴以温运中焦、缓急止痛；用止呕膏（含黄连、吴茱萸等）贴敷内关、足三里穴；晚间用消肿方予中药熏药治疗。3 日后，患者腹痛、腹泻、呕吐症状明显改善，但仍有恶心、进食少、食后腹胀、呃逆、泛酸。经我们强烈建议，患者在腹膜炎症状缓解后完善胃镜检查，结果提示糜烂性胃炎。

遂调整中药汤剂处方为：黄连 8g，山药 35g，牛蒡子 10g，红花 10g，桔梗 10g，僵蚕 10g，藿香 6g，百合 15g，茯苓 10g，连翘 10g，白芍 15g，陈皮 8g，姜半夏 6g，佩兰 10g，赭石 15g，旋覆花 6g，蒲公英 25g，海螵蛸 25g，生地榆 20g。

5 剂，每日 1 剂，水煎煮 400mL，每次 200mL，温服。

患者服药后恶心、食后腹胀症状改善，仍感呃逆，出现大便干，予上方去藿香、佩兰，加酒大黄 6g，嘱患者继续口服 7 剂。患者诸症缓解后出院，出院后续服上方 2 周后停药。患者于腹透门诊随诊，病情稳定。

患者因腹膜透析相关性腹膜炎就诊，临床表现为腹痛、腹泻、呕吐，伴恶寒发热、头身疼痛等表证。治疗遵循"急则治其标"的原则，以疏泄解表、化湿和中为要。鉴于其既往胃轻瘫、慢性咽炎病史及气阴两虚体质，酌情保留养阴利咽药物，体现了中医的"守方"原则。治疗期间，因超滤减少、尿量减少及腹透机应用受限，腹泻、腹痛、呕吐难以改善，通过隔物灸、穴位贴敷（止呕膏）及中药熏药等辨证外治法，对缓解症状、促进病情恢复起到关键作用。针对胃镜提示的糜烂性胃炎，加用蒲公英清热解毒，生地榆解毒敛疮，旋覆花与代赭石和胃降逆。此组药物属辨病用药，现代药理研究表明，蒲公英、生地榆可在胃黏膜溃疡面发挥消炎、促进愈合作用，加速胃黏膜修复，促进疾病康复。

第四次入院：2024 年 3 月 5 日。

患者以"咳嗽、咳痰、发热 4 天"为主诉再次入院，入院时伴呕吐胃内容物、水肿、喘憋、咳喘、痰多气急、痰质黏稠，查体右肺可闻及明显干湿啰音，胸部 CT 提示右肺炎症。患者自诉此次呕吐多由咳嗽诱发，虽有呕吐但无食入即吐，舌淡，苔黄腻，脉浮数。

辨证为风寒外束、痰热内蕴，治以宣降肺气、清热化痰，予定喘汤加减。

处方：麻黄 10g，杏仁 10g，紫苏子 12g，葶苈子 15g，白果仁 10g，款冬花 10g，桑白皮 20g，地龙 12g，化橘红 12g，法半夏 8g，茯苓 15g，甘草片 10g，山药片 10g，百合 20g，黄芩片 10g。

3 剂，每日 1 剂，水煎煮 400mL，每次 200mL，温服。

患者服用 3 剂后，发热、恶寒消失，喘咳减轻，痰黏，难咳不爽，大便干结。故去麻黄，加酒大黄 10g。再予 5 剂，患者无咳喘、恶心、呕吐，大便每日 2 次，方停药。

患者久病中虚，痰浊内蕴，本次外邪束表，引动伏痰，发为喘咳。肺气不降，胃气上逆，故喘咳与呕吐并见。因此，治疗以解表宣肺、化痰平喘为主。病程中患者大便干结，加用大黄通腹泄浊，至此患者肺气得宣，腹气得通，胃气和降，故呕吐得消。

该患者为我科室腹膜透析门诊长期随访的患者，患者在 1 年间多次入院治疗，虽然每次入院的病情和病因不同，但呕吐、恶心症状均有出现，而且是患者的主要"痛苦点"。出现这一现象的主要原因可能与患者的基础病糖尿病有关，胃轻瘫和尿毒症都是糖尿病发展到后期的常见并发症。同一患者在不同病程中出现的呕吐，临床特点各不相同。如有肝火犯胃的呕吐，有寒热并见的呕吐，有外邪犯胃的呕吐，有因肺气上逆、腑气不通所致的呕吐。呕吐的辨证不同，对应的治疗方案亦需要随之调整。然不同之中又有相似之处，即该患者消渴日久，形成气阴两虚、痰瘀内蕴的病理体质。因此，每次的中医治疗中均予以益气养阴、化痰通瘀之法。

这是一个尿毒症期行腹膜透析患者的病案，既往患者进入这个阶段，传统的治疗理念受限于限制患者入量，害怕患者饮用中药后增加容量负荷、增加心脏负担，往往不敢使用中药汤剂治疗。但在此病案中，我们可以看到，即便患者心力衰竭、超滤量减少，仍可以辨病和辨证施用中药汤剂，此阶段还可以配合中医外治法改善症状，缓解病情，加快疾病好转。针对该患者 1 年 4 次住院期间出现的呕吐症状，温玉伟主任的治疗方案充分体现了辨证论治、辨病用药、守方与换方结合等原则。每次治疗都是在西医常规治疗的基础上，给予中药汤剂和 / 或中医特色的外治法等中医治疗，疗效显著。温玉伟主任常强调，中医与西医均为守护健康的有效手段，临床中应熟练掌握、灵活运用，既遵循经典理论，亦不拘泥守旧。

第十节 泄泻

泄泻，古称"泄"或"下利"，是指排便次数增多，粪便稀薄，甚至如水样的病症。泄泻作为一种常见的消化系统疾病，临床表现多样，病因复杂。在中医理论中，泄泻多与脾胃功能失调、湿邪内蕴等因素有关。以下是温玉伟主任的一些与泄泻相关的临证医案选录，这些医案展示了泄泻的不同类型、治疗方法及治疗效果，为泄泻的诊治提供了宝贵的经验和启示。

临证医案 1

王某，男，42 岁。

初诊：2022 年 4 月 22 日。

主诉：泄泻 1 年余。

现病史：患者常觉右胁胀痛，时作时止，右侧腹痛，矢气后痛减。同时，伴有乏力、口干、恶心、纳差等症状。大便次数多且不成形，情绪紧张或生气后，需要立即如厕。观其舌，舌质红，苔薄白，脉细弦。

中医诊断：泄泻（肝郁气滞兼脾虚证）。

治法：疏肝扶土。

处方：小柴胡汤加减。柴胡 9g，黄芩 9g，法半夏 9g，党参 20g，炒白术 15g，炮姜 10g，益智仁 9g，陈皮 9g，茯苓 12g，诃子肉 10g，甘松 10g，炒白芍 20g，炙甘草 6g。

7 剂，水煎服，每日 1 剂，分早晚 2 次服用。

按语：本例患者病属久泄。久泄之名，首见于《素问病机气宜保命集·泻论》。久泄又称久泻，指泄泻日久不愈，或兼见脱肛者。久泻多见于劳倦内伤、大病久病之后，或他脏及脾，如肝木克脾，或肾阳亏虚，不能温煦脾脏。久泻为虚证，多因正虚气陷所致。治宜补虚、固涩。若因邪恋正虚，则宜扶正祛邪兼顾。其病因多样，病情反复，迁延难愈，短则数月，长则数年，发病率和复发率高，给患者带来极大困扰。此患者四诊合参，证属肝郁气滞，横逆犯脾，导致脾气虚弱，运化失健。故治以疏肝扶土，调和气机。患者服药后，需注意观察患者症状变化，及时调整治疗方案。

二诊：2022 年 5 月 5 日。

患者复诊，自诉服药后腹泻症状明显缓解，乏力、恶心、纳差等症状亦有所减轻。观其舌脉，舌尖仍红，苔薄白，脉右细、左弦。

处方：前方已见效，为加强疏肝理气之力，上方加香附 10g、郁金 10g。继予 7 剂，煎服方法同前。

按语：前方疏肝扶土，已见成效。此次复诊，患者症状有所减轻，但仍需加强疏肝理气之力，以巩固疗效。上方加香附、郁金以助柴胡、黄芩疏肝解郁，同时党参、白术等药扶助脾土，共奏调和肝脾之功。

三诊：2022 年 5 月 18 日。

患者腹泻及其他症状已基本缓解，舌脉亦趋正常。

处方：继守上方，以巩固疗效。同时嘱患者注意饮食调养，避免情志刺激，以防复发。

按语：本例患者经治疗后，症状基本缓解。然泄泻之病，往往反复发作，故需继续服药以巩固疗效。同时，患者应注意饮食起居，避免诱发因素，以防病情反复。

临证医案 2

姚某，女，38 岁。

初诊：2021 年 6 月 3 日。

现病史：患者自诉平素情绪波动大，易怒易悲。每至经期前后，腹部胀痛不适，大便次数增多，质稀不成形。无明显痛经及血块，无恶心呕吐等其他症状。观其舌脉，舌质淡红，苔薄白，脉弦细。

中医诊断：经行泄泻（肝郁脾虚证）。

治法：疏肝健脾，调经止泻。

处方：逍遥补肾方加减。熟党参 15g，柴胡 10g，熟地黄 15g，白芍 15g，当归 15g，炒白术 15g，栀子 10g，益母草 20g，干姜 5g，肉桂 5g，茯苓 15g，墨旱莲 10g。

7 剂，水煎服，每日 1 剂，分早晚 2 次服用。

按语：本案患者因情志不遂，肝气郁结，横逆犯脾，导致脾虚泄泻。又值经期，肾精亏损，肾阳不足，故泄泻症状加重。治以逍遥补肾方加减，旨在疏肝健脾，调经止泻。服药后需观察症状变化，适时调整治疗方案。

二诊：2021 年 6 月 26 日。

患者自诉腹痛减轻，大便次数减少，但仍排黄色稀烂便，日 1 ～ 2 次。观其舌脉，舌淡红，苔薄白，脉弦细。

处方：上方已见效，为加强健脾温肾之力，故上方加肉豆蔻、山药。继予 7 剂，煎服方法同前。

按语：上方疏肝健脾已见成效，患者腹痛减轻，大便次数减少。然泄泻未止，仍需加强健脾温肾之力。故加肉豆蔻、山药，以助党参、白术健脾益气，同时助肉桂、干姜温肾助阳，共奏健脾温肾止泻之功。

三诊：2021 年 7 月 8 日。

患者自诉诸症基本消除，大便已成形，日行 1 次，无腹痛及其他不适；舌淡红，苔薄白，脉和缓有力。

处方：继守上方，以巩固疗效。同时嘱患者注意饮食调养及情志调护，避免复发。

临证医案 3

张某，男，52 岁。

初诊：2021 年 9 月 16 日。

现病史：泄泻、时腹胀痛已 1 ～ 2 年。大便溏薄，日行数次，纳呆，舌淡，苔白，脉濡缓。

中医诊断：泄泻（湿邪困脾证）。

治法：健脾化湿，理气止痛。

处方：痛泻要方合参苓白术散加减。炒白术 25g，白芍 20g，防风 10g，陈皮 10g，木香 10g，莲子 15g，党参 15g、佩兰 10g，炒芡实 20g，茯苓 20g，鸡内金 15g，佛手 10g，香橼 10g，焦麦芽 15g。

7 剂，水煎服，日 1 剂，早晚各 1 次。同时嘱其避免着凉，多休息，饮食要以易消化食物为主。

二诊：2021 年 9 月 23 日。

患者服药后腹泻减轻，大便日行 2 次，仍时有腹胀痛，纳呆。上方加焦山楂 15g，以增强消食化积之力。继予 14 剂。

三诊：2021 年 10 月 15 日。

患者自觉诸症明显减轻，便质已成形，日行 1 次，无腹痛，纳可。上方加黄芪 30g、山药 20g，续予 7 剂，以健脾益气，巩固疗效。

按语：《景岳全书》载："泄泻之本，无不由于脾胃。盖胃为水谷之海，而脾主运化，使脾健胃和，则水谷腐熟而化气化血，以行营卫。若饮食失节，起居不时，以致脾胃受伤，则水反为湿，谷反为滞，精华之气不能输化，乃致合污下降，而泻痢作矣。"本案患者久泻不愈，正是脾胃虚弱、运化失司所致。痛泻要方作为治疗脾虚肝旺型泄泻的经典方剂，在本案中的应用取得了显著疗效，体现了中医辨证论治的优势和特色。

临证医案 4

李某，男，52 岁。

初诊：2021 年 10 月 15 日。

现病史：患者自诉腹泻反复发作已近 2 年，每日大便次数多达 5 ～ 6 次，便质稀溏，伴有腹部隐痛，痛则欲泻，泻后痛减。同时，患者还伴有食欲不振、体倦乏力、精神不振等症状。曾多次就诊于西医院，诊断为慢性肠炎，但治疗效果不佳，病情时好时坏，缠绵难愈。患者因此深感苦恼，遂来寻求中医治疗。经详细询问病史及查体，患者面色萎黄，舌淡，苔薄白，脉细弱。

中医诊断：泄泻（脾虚肝旺证）。

治法：平肝健脾，止泻止痛。

处方：痛泻要方。炒白术 15g，炒白芍 20g，防风 10g，陈皮 10g，炙甘草 6g，党参 15g，茯苓 12g。

每日 1 剂，水煎，分 2 次服。同时，嘱患者注意饮食调养，避免食用生冷油腻及刺激性食物。

二诊：患者服药 1 周后。

患者自诉腹泻次数明显减少，每日 2～3 次，便质已成形，腹痛症状也有所减轻，食欲较前改善，精神状态转佳，舌淡红，苔薄白，脉细。药已中病，效不更方，继续予以原方治疗。

三诊：患者服药 2 周后。

患者自诉腹泻已完全控制，大便每日 1 次，成形，腹痛症状消失，食欲恢复正常，体力和精神状态均显著改善，舌淡红，苔薄白，脉和缓有力。患者对治疗效果非常满意，要求巩固疗效。遂予以上方去防风，加山药 15g、炒薏苡仁 15g，以增强健脾止泻之功。

按语：本案患者久泻不愈，证属脾虚肝旺。脾虚则运化失司，水湿内停；肝旺则克伐脾土，气机失调。痛泻要方以白术健脾燥湿为君，白芍柔肝缓急止痛为臣，陈皮理气燥湿、醒脾和胃为佐，防风燥湿止泻、引经为使。诸药合用，共奏补脾柔肝、祛湿止泻之功。加减用药中，党参、茯苓增强健脾益气之力，炙甘草调和药性。全方紧扣病机，药证相符，故能取得显著疗效。

泄泻的发病，常涉及多种病因病机，有虚实之分，病程亦有轻重缓急之别。一般来说，暴泻多属实证，慢性泄泻多属虚证。慢性泄泻的辨治需准确把握其病机的共同特性及各自特点。临证治疗时，需以虚实寒热为辨证纲目进行施治，要把握证候虚实主次的关系。实邪偏盛，则以祛邪为首要治法，配以扶正之品；正气虚弱，则以扶正为首要治法，兼顾清除实邪。温玉伟主任认为，临床治疗泄泻时，还需要注意虚实夹杂之证，若单以补虚而不祛邪，则难收其效，易致邪气犹存而正气仍虚。

第十一节　便秘

便秘是消化系统中常见的临床症状，亦可作为独立疾病，可见于各年龄段人群。便秘可以出现在多种疾病中，在古医籍中就载有"大便难""脾约""不更衣""大便秘塞""阳结"等病名。中医经典文献对便秘的论述颇多。例如，《素问·厥论》曰："太阴之厥，则腹满䐜胀，后不利。"该论述指出了太阴经气厥逆可能会引发腹部胀满、大便不畅的病症。《素问·举痛论》亦云："热气留于小肠，肠中痛，瘅热焦渴，则坚干不得出，故痛而闭不通矣。"该论述说明了热邪留滞小肠，可致肠道疼痛、干燥、排便困难等症状。东汉张仲景在《伤寒杂病论》中提出了"脾约""阴结""阳结"等病名，进一步丰富了便秘的中医理论。《金匮要略·五脏风寒积聚病脉证并治》中对"脾约"的论述尤为详细："趺阳脉浮而涩，浮则胃气强，涩则小便数，浮涩相搏，大便则坚，其脾为约。""脾约"即指脾的运化功能受到约束，导致大便秘结。宋代《圣济总录·大便秘涩》中对便秘的病因进行了归纳，云："大便秘涩，盖非一证，皆营卫不调，阴阳之气相持也。"该书详细论述了风气壅滞、胃蕴客热、下焦虚冷等不同病因导致的便秘症状及治疗方法。明清时期，医家们对便秘的诊治有了更深入的认识。如明代张景岳在《景岳全书·秘结》中明确指出："此证之当辨者唯二，则曰阴结、阳结而尽之矣。"该论述强调了阴结和阳结在便秘诊治中的重要性。温玉伟主任认为，便秘的病因可归纳为体质、饮食、情志、年老体弱和感受外邪等。发病机制分为实证及虚证。在诊断上，中医注重四诊合参，即望、闻、问、切的综合分析。通过观察患者的面色、舌苔，询问排便习惯、饮食习惯等，结合脉象的变化，对便秘的病因病机进行准确判断。在治疗上，中医强调辨证论治，根据患者的具体病情，制定相应的治疗方案。对于实秘患者，可采用清热泻火、润肠通便的治法；对于虚秘患者，则宜采用益气养血、滋阴润燥的治法。同时，中医还注重饮食调养和生活习惯的改善，建议患者多食用富含纤维的食物，避免食用辛辣、油腻之品，保持规律的作息和适度的运动。现分享3例温玉伟主任治疗便秘的医案。

临证医案1

李某，女，45岁。

初诊：2021年1月6日。

主诉：大便秘结2个月余。

现病史：患者排便困难，每3日1行，质硬如羊粪，伴腹胀、满闷，食欲不振，口干不欲饮，舌质红，苔黄厚腻，脉滑数。

病机：湿热内蕴，肠道传导失司。

治法：清热化湿，润肠通便。

处方：大黄10g（后下），枳实10g，厚朴10g，生薏苡仁25g，黄芩12g，黄连6g，白芍15g，杏仁10g，白蜜适量（冲服）。

每日1剂，水煎取汁，分2次，温服。

二诊：2021年1月21日。

患者服用5剂中药汤剂后，大便稍畅，腹胀减轻，但仍感食欲不振，舌红，苔黄，脉滑。患者湿热渐退，肠道传导功能有所改善，但胃气仍未复。

处方：上方去大黄，加茯苓15g、神曲15g、炒麦芽15g，以健脾消食。继予5剂。

三诊：2021年1月30日。

患者服药后，大便每日1行，质软成形，腹胀消失，食欲恢复，舌淡红，苔薄白，脉平和。患者湿热已清，胃气已复，肠道传导功能恢复正常。

按语：本案患者便秘由湿热内蕴所致，肠道传导失司。治以清热化湿、润肠通便之法。初诊重用大黄泻热通便，枳实、厚朴行气导滞，黄芩、黄连清热燥湿，生薏苡仁、白芍、杏仁、白蜜润肠通便。二诊湿热渐退，去大黄以免过伤胃气，加茯苓、神曲、麦芽健脾消食以恢复胃气。三诊湿热已清，胃气已复，肠道传导功能恢复正常，病愈。

临证医案 2

王某，男，65 岁。

初诊：2021 年 3 月 8 日。

主诉：大便秘结 5 年余。

现病史：患者排便无力，每 5 日 1 行，便质不干，但排出困难，伴头晕耳鸣，腰膝酸软，舌淡，苔薄白，脉沉细。

病机：肾精不足，肠道失润。

治法：补肾益精，润肠通便。

处方：肉苁蓉 20g，熟地黄 20g，当归 12g，白芍 15g，枳壳 10g，火麻仁 15g，蜂蜜适量（冲服）。

每日 1 剂，水煎取汁，分 2 次温服。

二诊：2021 年 3 月 23 日。

患者服 10 剂药后，大便 3 日 1 行，排出较前有力，头晕耳鸣减轻。舌淡，苔薄白，脉沉细。患者肾精渐充，肠道得润。

处方调整：上方加枸杞子 15g，继予 10 剂，以增强补肾益精之力。

三诊：2021 年 4 月 6 日。

患者服药后，大便每日 1 行，排出通畅，头晕耳鸣消失，腰膝酸软减轻，舌淡红，苔薄白，脉平和。肾精已充，肠道润滑，传导功能恢复正常。

按语：本案患者便秘由肾精不足所致，肠道失润。治以补肾益精、润肠通便之法。初诊重用肉苁蓉、熟地黄补肾益精，当归、白芍养血润燥，枳壳、火麻仁、蜂蜜润肠通便。二诊肾精渐充，上方加枸杞子以增强补肾益精之力。三诊肾精已充，肠道润滑，传导功能恢复正常，病愈。

临证医案 3

张某，女，32 岁。

初诊：2022 年 7 月 13 日。

主诉：产后大便秘结 2 个月余。

现病史：患者排便困难，伴心悸、气短、面色无华，舌淡，苔薄白，脉细弱。

病机：气血两虚，肠道失养。

治法：益气养血，润肠通便。

处方：党参 20g，黄芪 30g，当归 15g，白术 12g，陈皮 10g，升麻 6g，柴胡 10g，炙甘草 6g，火麻仁 15g。

每日 1 剂，水煎取汁，分 2 次温服。

二诊：2022 年 7 月 30 日。

患者服药 7 剂后，大便稍畅，心悸、气短减轻，舌淡，苔薄白，脉细。患者气血渐复，肠道得养。上方加肉苁蓉 15g，以增强润肠通便之力。继予 7 剂。

三诊：2022 年 8 月 16 日。

患者服药后，大便每日 1 行，排出通畅，心悸、气短消失，面色红润，舌淡红，苔薄白，脉平和。患者气血已复，肠道得养，传导功能恢复正常。

按语：本案患者便秘由气血两虚、肠道失养所致。治疗上当以补气养血、润肠通便为法。补中益气汤为补气养血之良方，重用生白术健脾益气，重用当归补血活血，润肠通便，陈皮理气健脾，甘草调和诸药。全方共奏益气养血、润肠通便之功。

便秘作为一种常见的消化系统疾病，在中医理论中有着丰富的论述和诊治经验。一般治疗的难点首先在于准确把握患者虚实的程度，其次在于合理确定健脾、益气、利湿、理气、滋阴等相关药物的用量，以及确保辨证的准确性、用药种类的选择和经方配伍的合理性等。这三例医案均遵守《黄帝内经》中"谨守病机""令其调达，而致和平"之旨，方药均遵循"虚则补之，实则泻之"之理，故温玉伟主任临证之时，每获良效。通过深入分析病因病机、借鉴中医经典中的相关记载，并结合现代医学的研究成果，可以为便秘患者提供更加全面、有效的治疗方案。同时，也提醒广大患者注意调整饮食结构和生活习惯，以预防便秘的发生。

第十二节　不寐

　　不寐即不能正常睡眠，其程度有轻有重，轻者入睡困难，重者彻夜不眠。中医常称为"不寐"，与西医相关的疾病包括神经官能症、心脏神经症、更年期综合征等。人体睡眠质量的好坏，有赖于人体阴阳平衡。其平衡需要阴阳之气的调畅与有序转化，以保证睡眠正常。当体内各脏腑功能调和，气血充盛，心有所养，心神安宁，卫阳之气就会由阳入阴，人就会入睡。历代医家对于不寐的认识也在不断发展，多数认为其病位在心，心藏神，神安则寐，但人体是有机整体，虽病位在心，然肝、脾、肾亦可导致不寐，临床性质有虚有实，虚实并存。温玉伟主任认为七情是喜、怒、忧、思、悲、恐、惊的总称，是人之常情，但过于极端，就容易扰及心神而夜不能寐。心主血，藏神；肝藏血，血舍魂；脾藏意，主思。肝气郁结，诱发内火，干扰心神，魂不守舍，故夜难眠；喜笑无度，则心火亢盛，心烦意乱，也可见心烦失眠；思虑过度则气机郁滞，脾失健运，气血生化乏源，心神失于濡养，也难以入睡。调畅情志、保持心肝脾三脏的协调，才是保证夜寐安宁的主旨所在。

　　中医常谓"胃不和则卧不安"，暴饮暴食，饮食不节，损伤脾胃功能，或饮食停滞，影响脾胃升降之职，胃气失和，睡卧不安。肝胆内郁，兼有痰热，痰火上扰心神，可致心烦、失眠；肝胆湿热或肝阳上亢等皆可出现口苦、眩晕；痰湿阻滞则可能引起头部沉重、胸腹胀闷和恶心等症状；心胆气虚、善惊易恐，可导致夜寐不宁；心气不足，神失所养，则心烦意乱、寝食难安。先天的体质虚弱和后天的劳累过度都可能引起肾阴亏损，进而影响心脏功能，导致心阳过旺、心肾不交的病理状态，或因女性崩漏、产后失血引起气血亏虚和心血不足，最终造成心神失养。现分享2例温玉伟主任治疗失眠的案例，如下。

临证医案 1

孙某，男，44 岁。

现病史：患者近 1 年睡眠不佳，时常做噩梦，平素头昏胀，惊惕不安，心烦焦虑，口干口苦，舌质红，苔少，脉弦数。

中医诊断：不寐（心气虚兼肝胆湿热证）。

治法：疏泄肝胆，养心宁神。

处方：柴胡 10g，龙骨 25g，牡蛎 25g，法半夏 9g，黄芩 12g，生地黄 20g，大黄 6g，太子参 20g，柏子仁 20g，石菖蒲 10g，炒酸枣仁 20g，茯神 20g，远志 15g，首乌藤 30g，炙甘草 8g。

二诊：7 日后患者夜寐时长明显增加，但仍觉口干口苦，故二诊加黄芩、淡竹叶、芦荟等清泻心肝之火。

三诊：7 日后患者口干口苦基本改善，可正常入睡。

按语：该患者发病时间较长，平素性格较内向，常出现睡眠障碍，病情比较复杂，属不寐虚实夹杂之证。患者近 1 年常出现心悸、心烦、乏力等表现，属心气虚弱表现，加之患者长期精神抑郁，心情不佳，焦虑烦躁，噩梦缠绕，导致肝气郁结，日久化热，湿热内生，故又呈肝胆湿热之象。方取柴胡龙骨牡蛎汤疏肝解郁，酌加养心安神之品。方中柴胡、黄芩疏肝清热理气；龙骨、牡蛎重镇安神；法半夏和胃降逆；大黄泻里热；茯神、首乌藤、柏子仁安心宁神；太子参益气养心。

临证医案 2

患者，女，58 岁。

主诉：间断性不寐 20 余年。

现病史：患者 20 多年来经常失眠，睡眠困难，梦多，伴有潮热汗出、手足心发热、多思等症状，口苦，舌燥，舌淡红，苔薄黄、少津，脉细数。

中医诊断：不寐（肝经郁热证）。

治法：疏肝理气，清肝胆热。

处方：牡丹皮 15g，栀子 10g，当归 10g，白芍 15g，柴胡 10g，白术 10g，茯苓 15g，党参 15g，天麻 10g，山茱萸 15g，生地黄 25g，炙甘草

6g，生姜 6g，薄荷 4g。

二诊：7 日后复诊，患者自觉梦少，入睡时间缩短，但仍觉潮热，手足心热，口干口苦，时有干呕。

处方：黄连温胆汤加减。黄连 6g，竹茹 12g，枳实 6g，法半夏 9g，陈皮 9g，甘草 6g，茯苓 12g，柴胡 10g，太子参 15g，酸枣仁 15g，合欢皮 15g，夏枯草 30g，生地黄 25g，百合 15g。

三诊：7 日后复诊，上述症状明显减轻。

按语：患者初诊方中牡丹皮、栀子清泻肝火，当归、白芍养血补血；柴胡疏肝解郁；白术、茯苓、党参健脾益气；生地黄养阴生津，改善手足心热。该方清肝补脾，清而不伤，补而不滞。复诊时，患者仍见口干、口苦等肝胆郁热之象，痰热扰神，痰阻脾胃，故予利胆和胃之黄连温胆汤。

现代人的生活节奏很快，很多人精神压力比较大，容易出现焦虑、失眠等精神症状，西药治疗起效快且方便快捷，但长期使用，容易出现药物依赖性失眠，且后期可能需要不断加大药量，方能起效，部分患者口服西药助眠后，还会出现日间嗜睡、精神低落、困倦等表现，给生活及工作带来不小的影响。失眠在中医学统称为"不寐"，不寐的根本病机是阴阳失和，气血失调；治疗重在调肝脾肾三脏，注重整体观念，辨证施治。在治疗过程中，分清虚实、寒热。治疗方能事半功倍。

第十三节　痛经

痛经是指女性月经前、经期或经后出现下腹部痉挛性疼痛，可伴或不伴全身症状的一类疾病，严重干扰女性正常学习、工作和生活。一般来说，痛经分原发性和继发性两种。前者为不伴有盆腔及其他器官器质性病变的痛经，后者则是由子宫、卵巢等生殖器官或盆腔相关疾病引发的痛经。因继发性痛经多需要针对原发病进行治疗，故本节主要探讨原发性痛经的治疗。温玉伟主任从事中医临床工作数十年，对各类疾病均有涉猎，临床经验丰富，他认为痛经主要有气滞血瘀证、寒凝血瘀证、湿热下注证、气血虚弱证、肝肾亏虚证等5种证型。温玉伟主任强调对于痛经患者的治疗，要辨病辨证，明确诊断后，方可遣方用药。现将其治疗痛经的2则医案，分享如下。

临证医案1

患者甲，女，16岁。

初诊：2022年11月8日。

主诉：经期腹痛1年余，疼痛加剧3个月。

现病史：患者自2019年1月14日初次月经来潮以来，月经周期基本保持在25～28天，经期持续5～6天，月经量和颜色均属正常。然而，近1年来，尤其是在高中学业压力骤增的情况下，患者开始感受到经期时小腹胀痛不适。这种胀痛通常从月经前一两天开始，持续4天左右，且热敷无法缓解，需依赖止痛药来减轻痛苦。近年来，患者月经量适中，但色泽异常，时而鲜红，时而暗红，并伴有明显的血块。同时，食欲明显减退，大便偏稀，经前乳房胀痛和情绪波动等症状也频繁出现。患者身形瘦弱，纳差，在学校压力较大，心情抑郁，夜间睡眠不佳。3个月前，自觉经期下腹疼痛剧烈，服用镇痛药物治疗，但效果并不理想。因此，患者决定寻求中医的帮助。末次月经为 2022 年 10 月 20 日，持续 5 天，量适中，色泽偏暗红，并带有血块。就诊时，患者处于月经周期的第 20 天，自觉小腹及乳房胀痛不适，面色苍白，舌黯淡，苔腻，脉滑。

西医诊断：原发性痛经。

中医诊断：痛经（气滞血瘀证）。

治法：疏肝理气，益气健脾，化瘀止痛。

处方：逍遥散加减。共 7 剂，每日 1 剂，早晚餐后分 2 次服用。

特别提醒患者在月经来潮期间需暂停服药，待月经干净后再复诊。

二诊：2022 年 11 月 21 日。

此次就诊，患者自诉经期腹痛不适显著改善，末次月经为 11 月 15 日，持续 6 天，量适中，虽然颜色仍偏暗红，但已不再有血块。调整处方为归脾汤加减，以益气健脾养血安神。共 14 剂，服用方式同前。

三诊：2022 年 12 月 5 日。

患者仍易激动，心烦易怒，入睡困难，但自觉手足不温得到改善，饮食及大小便恢复如常，舌红，苔白，脉弦滑。考虑到患者肝气郁结的改善不明显，继续给予初诊方剂逍遥散加减，以健脾行气、疏肝解郁。共予 7 剂，用法与前相同。同时，温玉伟主任再次叮嘱患者，在月经期间需要停药，待月经干净后再来复诊，以便继续下一阶段的治疗。

经过连续治疗，患者的经期腹痛症状得到了显著改善。患者自诉近几个月仅在月经初始时出现轻微下腹部不适，但症状较前显著改善，已经能够正常学习生活，乳房胀痛、情绪波动等也已逐渐消失。患者面色红润，精神状态良好，情绪及饮食均得到改善。

随访 3 个月，患者痛经症状未见复发，生活和学习均恢复正常。

按语：本案患者痛经症状持续 1 年余，近 3 个月加重。根据症状及舌脉表现，中医诊断为脾虚肝郁、气滞血瘀型痛经。患者平素脾虚，运化失司，气血生化乏源，不能濡养肝体，致肝失疏泄，气机郁结不行。肝经布胁肋，环阴器，抵少腹，故见经行小腹胀痛、乳房胀痛等症。肝失疏泄，气机郁结，血行不畅，瘀血内停，胞宫气血不和，不通则痛，发为痛经。

本案患者临证治疗时，将疏肝健脾、行气活血治疗贯穿始终。患者初诊时为月经前期，给予逍遥散加减，以益气健脾、疏肝理气。二诊时处于月经之后，气血不足，给予归脾汤加减，以补心健脾，养血安神。三诊时患者肝气犯脾，治以疏肝补脾。患者经治疗，腹部、乳房胀痛不适改善，小腹疼痛缓解，沿用前方。整个治疗过程中，温玉伟主任始终注重调畅气机、调和气血，使患者痛经症状得以缓解，生活质量得到提高。

临证医案 2

林某，女，13 岁。

初诊：2022 年 9 月 23 日。

主诉：经期腹痛不适半年余。

现病史：患者 2022 年 3 月 11 日月经初潮，月经周期 26 ～ 30 天，经期 6 ～ 7 天，每次月经前 1 ～ 2 天均出现腹部剧烈疼痛，腰膝酸软，畏寒肢冷，伴下腹坠痛，形体消瘦，面色苍白，自服非甾体抗炎药，效果不理想。彩超提示子宫及双侧附件未见异常。

西医诊断：原发性痛经。

中医诊断：痛经（寒凝血瘀证）。

治法：温经散寒，化瘀止痛。

处方：当归四逆汤加减。方中当归补血活血；桂枝、细辛辛温散寒，通脉止痛；白芍敛阴、缓急止痛，大枣益气健脾，养血和营；木香、砂仁、陈皮疏肝理气，健脾除湿；党参益气健脾；巴戟天、菟丝子温补肾阳。14剂，每日 1 剂，水煎取汁 300mL，分早晚 2 次温服。

二诊：2022 年 10 月 6 日。

患者自诉用药后腰膝酸软改善，下腹坠痛缓解，畏寒不适改善，仍纳差、心烦易怒，二便及舌脉同前。给予温经汤加减，以温经散寒、理气活血化瘀。方中吴茱萸、当归、川芎能温经散寒、活血通经，白芍、牡丹皮养血敛阴、凉血化瘀，党参、肉桂温中补气、散寒止痛，小茴香、香附疏肝理气、调经止痛，牛膝、益母草活血化瘀、调经利水。上方 14 剂，每日1 剂，水煎取汁，分早晚 2 次温服。

三诊：2022 年 10 月 17 日。

患者自诉经期腹痛显著改善，末日月经为 2022 年 10 月 12 日，周期 29 天，经量较前有所增多，颜色暗红，血块较前明显减少，恶心不适、腹泻较前改善。月经结束后，仍觉四肢不温、腰膝酸软、乏力，饮食可，便溏，舌淡，苔白，脉沉细。继续给予补肾健脾、养血调经治疗。

患者 1 个月后再次复诊，经期腹痛显著改善，经量增加，颜色红，未见明显血块，仍觉手足不温，给予艾附暖宫丸巩固治疗，以理气补血、暖宫止痛。

2 个月后，患者经期腹痛完全消失。

随访 3 个月，未再复发。

第十四节 风寒湿痹

风寒湿痹是指因风、寒、湿邪气阻滞经络，导致经络阻滞，气血运行不畅而引发的痹证。依据致病邪气的不同，又可分为"风痹""寒痹"和"湿痹"，三种邪气相互作用、相互影响，在不同条件下还能互相转化，既有区别又存在相似的发病机制。患者主要表现为肢体关节酸痛，常见于腕、肘、膝、踝部等大关节，劳累或剧烈活动后症状加重，疼痛剧烈，但关节未见明显红肿。风痹者善游走，患者关节疼痛时有转移，常无定处；寒痹者遇冷加重，得温症状改善；湿痹者自觉肢体沉重，口舌发黏，舌淡，舌苔厚腻，脉弦滑。

古代医家很早就对风寒湿痹有系统的认知。《医学心悟》提到，行痹患者的治则以发散风寒为主，同时辅以祛湿和活血治疗，强调治风病当先活血，气血运行通畅则风病止，将祛风散寒除湿作为根本治疗大法。《金匮要略》中治疗风湿痹证以发汗为主，患者似欲出汗时则提示风湿得以祛除。受这个观点影响，温玉伟主任结合自身临床经验，对风寒湿痹的治疗有了新的见解，临证治疗风寒湿痹证患者时，常根据实际情况，适当使用小剂量发汗剂，以清除寒湿之邪。汗法是八法之首，有发散升浮的临床优势，许多医家将其用于寒湿证的治疗，也有研究将其用于治疗风湿病。因风为阳邪，汗法有利于发散风邪；湿邪黏滞，为阴邪。临证时若用麻黄汤发汗，可能风邪尽除，但湿邪尚在体内滞留，而风寒湿痹患者多具有气血亏虚表现，对峻汗治疗不耐受，而微微汗出，既可以祛风邪，又能让湿邪缓慢排出体外，故应使用微汗法治疗。

温玉伟主任应用微汗法治疗风寒湿痹时，常选择麻黄与桂枝配伍，合理控制药物剂量并以热粥、加盖衣物的方式提高发汗效果。治疗风湿疾病前应对风湿的特性熟练掌握，应用微汗法能够让药效缓慢而持久作用，帮助人体祛风除湿，让风湿之邪缓慢排出。有研究指出，微汗能调节营卫气血，促进气机升降有节，调节脏腑阴阳。发汗过程本身能够改善血液循环，提高基础代谢率和各项机能。总而言之，微汗法治疗风寒湿痹证具有确切疗效，可以祛风，且不损伤正气，值得广泛应用。温玉伟主任在学习经典方剂的基础上，学习历代医家治病思路，并以此为基础，开拓进取，形成自己的治疗风格，经多年临床实践，得到广泛认可。

临证医案

张某，男，53岁。

初诊：2021年8月1日。

主诉：反复肢体僵硬，活动不利半年，加重1周。

现病史：患者职业为冷库分拣工人，长期处于寒湿环境中，半年来无诱因出现肢体关节僵硬，以下肢为主，严重时活动受限，无法弯曲，当地医院考虑诊断为类风湿关节炎，经抗炎性反应治疗联合激素、雷公藤多苷片治疗，症状缓解，但停药后再次发作。1周前患者再次出现四肢关节僵硬不适，双下肢尤为明显，为求进一步中医治疗，前来就诊。刻下症见患者四肢关节僵硬，以下肢最为明显，晨起症状尤其明显，双手关节麻木胀痛不适，腰膝酸软，畏寒肢冷，饮食睡眠可，小便清长，大便质稀，每日3～4次，舌淡，苔黏腻，脉滑。

实验室检查：类风湿因子（RF）43.1RU/mL，抗环瓜氨酸肽抗体（CCP）45.7RU/mL，C反应蛋白（CRP）19mg/L，红细胞沉降率（ESR）31mm/h，抗链球菌溶血素O（抗O）：429IU/mL。

西医诊断：类风湿关节炎。

中医诊断：痹证（风寒湿痹证）。

治法：祛风散寒除湿，通络止痛。

辨证分析：患者为中老年男性，素体亏虚，长期感受寒湿之邪，阻滞经络，气血运行不畅，发为寒湿痹阻证。寒湿为阴邪，其性凝滞，故得温症缓、遇寒加重。

处方：自拟痛痹汤加减。生薏苡仁 15g，威灵仙 15g，黄芩 10g，茯苓 15g，柴胡 15g，防风 10g，蜈蚣 3g，全蝎 5g，佩兰 10g，桂枝 10g，麻黄 6g，细辛 3g，独活 15g，山药 20g，鸡血藤 20g，乳香 10g，白术 10g，丝瓜络 10g，甘草 10g。

10 剂，水煎取汁 200mL，分早晚 2 次温服。嘱患者口服中药期间注意保暖，避风寒，畅情志。

方中茯苓、生薏苡仁、白术健脾除湿；全蝎与蜈蚣等血肉有情之品，通经活络，息风止痛；麻黄与桂枝配伍，发汗祛风解表；威灵仙、独活、防风、丝瓜络祛风除湿散寒止痛；柴胡行气，黄芩引经，甘草调和诸药。诸药配伍，共奏祛风散寒祛湿、通络止痛之效。

二诊：2021 年 8 月 20 日。

患者自诉肢体僵硬显著改善，但仍有手指末端麻木，腰膝酸软、畏寒肢冷较前明显改善，饮食睡眠可，大便较前改善，频次减少且成形，小便调，舌淡，苔白，脉濡。实验室检查示 RF、ESR、CRP 等指标均较前改善，但患者仍时感肢体僵硬，活动不利，故在初诊处方基础上，加伸筋草 15g、牛膝 20g，去柴胡、佩兰、白术，再给予 14 剂，用法同前。嘱患者服药期间加盖衣被，以轻微汗出为宜，鼓励其喝温粥，禁食生冷刺激之品，畅情志。

三诊：2021 年 9 月 7 日。

患者自诉肢体关节僵硬明显好转，手指关节麻木症状也明显改善，仍时有腰背胀痛，每逢阴雨天或气温下降时症状加重，纳眠可，二便调，舌红，苔白微腻，脉濡。实验室检查示 RF：17.8RU/mL（－）、CCP：18.4RU/mL（－）、CRP：7mg/L（－）、ESR：12mm/h（－）、抗 O：182IU/mL（－）。

温玉伟主任分析，患者经祛风散寒除湿治疗后，风寒湿痹证较前明显改善，但因患者久病体虚同时为中年男性，身体状态逐渐下降，应进一步调补肝肾，以降低疾病复发风险。在二诊方剂中加熟地黄 20g、桑寄生 20g、枸杞子 10g，去伸筋草、乳香、丝瓜络等，再予 7 剂，水煎取汁 200mL，分早晚温服。嘱患者适当活动，避风寒，保持乐观心情。

近 1 年多次电话随访，未见复发，病情稳定。

按语：风寒湿痹患者大多为中老年群体，体质偏虚，复感风寒湿邪阻滞经络，引发气血运行不畅，不通则痛，是本病的主要病机。临证治疗时，要多因素分析，在辨证的同时注意顾护患者肝肾亏虚情况，若患者湿邪缠绵，可参照微汗法予以治疗，既能让患者耐受，也可以有效祛除风寒湿邪。

第十五节 痤疮

痤疮是皮肤科常见的毛囊皮脂腺慢性炎症性疾病，中医将其归为"肺风粉刺""酒皶""皶疱"等范畴。《黄帝内经素问吴注》云："劳汗当风……郁乃痤……痤，疖也，内蕴血脓。"《外科启玄》指出："乃肺受风热……致生粉刺，盖受湿热也。"也就是说，风、湿、热三邪侵袭肺卫，而肺主皮毛，肺热蕴结则发为面部痤疮。《诸病源候论》认为痤疮发病与饮酒存在相关性，云："饮酒热未解，以冷水洗面，令人面发疮。"《杂病源流犀烛》则强调粉刺与血热、郁滞密切相关。

温玉伟主任认为痤疮的病机为邪犯脏腑，脏腑失和，以肺脾失调为本，病理因素以热、湿、痰、虚为主；患者血热过盛，肺复感风热，内外夹杂，热邪蕴于肌肤引发本病；或因饮食不节制，胃肠功能受损，湿热聚集，发为本病；或脾虚水湿运化失司，痰瘀凝结于皮肤致病；或因肾阴亏虚、肝气不舒、冲任不固、气血运行不畅引发本病。因此，温玉伟主任常将痤疮分为肺经风热证、肺胃热盛证、痰瘀互结证、冲任失调证等证。其在临床治疗痤疮时，重视调理脾胃功能，认为肺与大肠相表里，脾胃为后天之本，脾气充足，则津液输布通畅，湿热浊毒通过肠道排出，痤疮乃愈。

温玉伟主任治疗痤疮时，亦善用"阳常有余，阴常不足"与"六气皆从火化"的理论，重视滋养肺脾阴津，认为气与六腑为阳，五脏与血属阴，人体气机因气、痰、瘀、火毒等阻滞郁而化热，灼伤脏腑阴津，气血运行不畅，蕴于肌肤，引发本病。痤疮常病情反复、缠绵难愈。

此外，温玉伟主任认为痤疮为病，当防重于治，所谓上医治未病也。他认为痤疮发病与患者饮食不节有关，我们应指导患者少食肥甘厚味，避免脾胃功能损伤，进而降低痤疮发病率。因此，温玉伟主任指出，患者平日应多进食山药、莲子等药食同源食物，忌食羊肉、狗肉、榴梿等发物，减少摄入辛辣刺激性食物。痤疮患者常伴有便秘、菌群失调、急慢性胃肠炎等胃肠道或消化系统疾病，以及抑郁、失眠、焦虑等情绪病变，所以在生活方面，应指导患者规律作息，保持大便通畅，以及乐观的心态。现将温玉伟主任临床治疗痤疮的医案列举 2 则，以供借鉴参考。

临证医案 1

夏某，女，33 岁。

初诊：2022 年 6 月 1 日。

主诉：反复前额粉刺、丘疹 1 年，加重 1 周。

现病史：1 年前患者无诱因出现前额白色粉刺，挤破皮肤后出现丘疹改变，伴痒、痛等不适，于外院皮肤科治疗效果不佳，病情反复发作，1 周前复发，病情加重，为求进一步治疗，前来就诊。刻下症见患者前额多发粉刺、丘疹，部分结痂伴脓包，轻微发痒，触碰时轻度疼痛不适，口干，饮食、睡眠可，小便色黄，大便干，舌红，苔黄，脉数。

西医诊断：痤疮。

中医诊断：粉刺（肺经风热证）。

治法：疏风清热。

处方：黄芩 10g，白芍 10g，枇杷叶 10g，芦根 20g，金银花 15g，连翘 9g，茯苓 15g，蒲公英 15g，夏枯草 15g，山药 25g，陈皮 6g，牡丹皮 6g，灯心草 3g，淡竹叶 6g，茵陈 5g，甘草 3g。

上方 7 剂，每日 1 剂，水煎取汁 200mL，分早晚 2 次温服。

外治法：臭氧油稀释后外敷，随后用润肤剂外抹。

二诊：2022 年 6 月 20 日。

患者原有丘疹均显著改善，疹印消退，但仍时有新发皮疹，舌脉同前。在上方基础上加用苍术 6g、白茅根 10g、沙参 10g，共予 14 剂，每日 1 剂，服药方式同前。

三诊：2022 年 7 月 20 日。

患者原有粉刺及丘疹均消退，有少许新发结节，舌脉同前。在二诊方基础上，去茵陈，加浙贝母 10g，再予 14 剂，口服治疗。

患者服用 14 剂后，粉刺、结节、丘疹均消失。

随诊半年，病情稳定，未复发。

临证医案 2

陈某，男，19 岁。

初诊：2022 年 4 月 2 日。

主诉：颜面部多发丘疹、结节 4 个月，加重 3 天。

现病史：患者 4 个月前无诱因出现颜面多发丘疹、结节，以额部及颊部为主，未予重视，病情时好时坏。3 天前无诱因上述症状加重，伴前额、鼻翼、下颌多发丘疹、结节、囊肿，为求中医药治疗，前来就诊。刻下症见患者前额、鼻翼、下颌多发丘疹、结节、囊肿，颜面潮红、泛油，饮食可，睡眠欠佳，小便色黄，大便秘结，舌红，苔黄腻，脉滑。

西医诊断：痤疮。

中医诊断：粉刺（肺胃热盛证）。

治法：清热解毒，疏风散结。

处方：黄芩 10g，牛蒡子 10g，枇杷叶 10g，蒲公英 20g，桔梗 10g，茯苓 10g，赤芍 10g，陈皮 6g，牡丹皮 6g，灯心草 3g，金银花 15g，冬瓜皮 15g，生薏苡仁 15g，白术 9g，党参 15g，甘草 9g。

上方 7 剂，每日 1 剂，水煎取汁 200mL，分早晚 2 次温服。

外治法：红外线照射治疗及润肤剂外敷。

二诊：2022 年 4 月 15 日。

患者自诉面部皮疹及结节较前消退，颜色变浅，口干，舌脉同前。在初诊处方基础上，加百合 10g、山药 20g，以滋阴；续予 14 剂，煎法同前。

三诊：2022 年 5 月 7 日。

患者原有皮疹及结节均消失，囊肿明显缩小，未见新发丘疹，原出疹区留下暗褐色沉着，大便稀，舌脉同前。将二诊方中山药剂量调整为 40g，加黄芪 25g，以益气健脾，再给予 14 剂，服药方式同前。

患者经治疗，症状完全消失，随访 2 个月，病情未复发。

痤疮治疗强调从脏腑辨证着手，结合患者舌脉进行治疗。上述两例患者均存在大便异常，说明痤疮反复发作与患者脾胃功能异常有关。肺主皮毛，而大肠与肺相表里，肺经郁热，大肠传导异常，引发大便秘结；肺经郁热，不能从肠道排出，逆行于头面，故见皮肤粉刺、丘疹、结节。温玉伟主任从肺与大肠相表里出发，清肺热，调脾胃，通大便，达到清肺热、疏风散结的治疗目的。

对于颜面部出现的皮损或丘疹、粉刺等病变，温玉伟主任擅长使用明堂色部、五脏热病色部对患者病因病机进行分析。他指出，额部皮损，热邪多以心火旺盛为主，用灯心草、淡竹叶、牡丹皮以清心火；皮疹位于两颊，多为肺肝热盛，给予桑白皮、枇杷叶、桑叶等，以疏风清热，清泻肝火；皮疹见于鼻翼及两侧，为脾胃失和，给予薏苡仁、茯苓、白术、党参，以益气健脾，清热利湿。

温玉伟主任治疗痤疮时，常根据痤疮的性质辨证用药。若皮疹为粉刺、白头，多为上焦热盛，宜给予金银花、桑白皮、蒲公英等清肺热；若皮疹为结节或囊肿，多选用夏枯草、牡丹皮等，以清热解毒，散结消肿。

治疗痤疮时，亦需要根据患者临床其他症状进行辨证，若患者咽部不适，伴有感染症状，宜加用菊花、牛蒡子、桔梗等，以清热利咽；若皮肤干燥有皮屑，多为津液不足，应给予百合、芦根、玉竹等，以养胃生津。

温玉伟主任治疗痤疮时，强调固本治疗，注重调理脾胃以促进肺及肠道功能恢复，因此山药用量较大，同时多配伍陈皮、白术、薏苡仁等益气健脾，恢复脾胃运化及升降功能，帮助肠道恢复，以促使痤疮患者康复。

参考文献

［1］盛瑞雪，茅燕萍，杨文倩，等.曹恩泽运用通补兼施法辨治肾性贫血经验［J/OL］.中医药临床杂志，1-6［2025-05-06］.http://kns.cnki.net/kcms/detail/34.1268.R.20250429.1138.002.html.

［2］闫煜佳，蔡润雨，邓伟.基于肠－肾轴理论从脾肾论治慢性肾脏病［J/OL］.中医学报，1-9［2025-05-07］.http://kns.cnki.net/kcms/detail/41.1411.R.20250425.1606.006.html.

［3］余柯娜，麻志恒，钟利平，等.何立群教授从肝论治慢性肾病经验拾萃［C］//2016年中国中西医结合学会肾脏疾病专业委员会学术年会论文摘要汇编.上海：中国中西医结合学会肾脏疾病专业委员会，2016：485.

［4］王耀巍，董菲，徐建龙，等.聂莉芳治疗慢性肾衰竭经验［J］.山东中医杂志，2025，44（4）：373-377，400.

［5］钟灵，马晓燕.马晓燕教授从整体观念论治慢性肾炎蛋白尿经验［J］.云南中医中药杂志，2025，46（3）：1-4.

［6］孙卉，刘力嘉，仲昱.国医大师邹燕勤教授"甘补淡渗法"治疗膜性肾病思路探析［J/OL］.南京中医药大学学报，2025，（4）：549-554.

［7］董兴刚.叶任高教授治疗早期氮质血症临证经验选萃［C］//2015年老年医学学术年会论文汇编.杭州：浙江省医学会老年医学分会，2015：81-82.

［8］陈楠楠.蒲辅周仲景经方医案研究［D］.北京：北京中医药大学，2020.

［9］刘静文，田宁.岳美中运用治未病思想辨治老年病学术特点探析［J］.山东中医杂志，2022，41（7）：768-771.

［10］赵进喜，李雁，庞博，等.学宗内经，邃精岐黄——辨证论治的倡导者秦伯未［J］.环球中医药，2025，18（3）：483-487.

［11］张湘苑，张伟，方晓蕾，等.重构本草——地龙［J］.吉林中医药，2024，44（2）：211-213.

［12］王敦.冬虫夏草活性成分研究进展［J］.环境昆虫学报，2021，43（4）：779-787.

［13］班积变，谢娟，吴恋芬，等.地榆炮制历史沿革及现代研究进展［J］.微量元素与健康研究，2022，39（2）：37-40.

［14］石思，汪倩，杨梅，等.重构本草丹参的临床应用与现代药理学研究［J］.贵州医药，2024，48（2）：198-200.

［15］谢春燕，曲珍妮，刘静静，等.大黄炮制历史沿革、标准概况与现代研究进展［J/OL］.中华中医药学刊，1-19［2025-05-03］.http://kns.cnki.net/kcms/detail/21.1546.R.20240919.1801.040.html.

［16］耿雯雯，乔丽萍，王佳，等.重构现代本草——雷公藤［J］.长春中医药大学学报，2023，39（3）：241-244.

［17］白佳圆，沈沛成.基于真实世界的中医药治疗慢性肾脏病研究进展［J］.中国医药导报，2022，19（17）：46-49.

［18］VARILEK B，REKABDARKOLAEE M H，ISAACSON M.Hospice Referral Disparities Among American Indian/Alaska Native Persons with End-stage Kidney Disease［J］.Journal of Pain and Symptom Management，2025，69（5）：e431-e431.

［19］张睿敏，董哲毅，李爽，等.基于肾活检病理诊断的糖尿病肾病中医相关因素研究［J/OL］.中国全科医学，1-7［2025-05-03］.http://kns.cnki.net/kcms/detail/13.1222.R.20250402.1437.006.html.

［20］吕奉伦，金艳.从孙络-玄府微观辨治糖尿病肾病［J］.光明中医，2025，40（6）：1077-1080.

［21］常瑞婷，陈玉鹏，张珊，等.基于"血水同治"理论探析经方辨治糖尿病肾病的思路与应用［J］.吉林中医药，2025，45（3）：282-287.

［22］唐艳，陈霞波，杜含光.糖尿病肾病痰瘀证与Glut1、VEGF基因多态性的关系［J］.广州中医药大学学报，2025，42（3）：539-545.

［23］冯雨婷.基于络病理论探讨虫类药在糖尿病肾病中的运用［J］.中医研究，2021，34（2）：10-12.

［24］张珂洋，张永清，杨春淼，等.全蝎的炮制历史沿革、化学成分及药理作用研究进展［J］.中国中药杂志，2024，49（4）：868-883.

［25］张新沂，雷洋洋，高紫璇，等.全国名中医黄文政基于疏利少阳法诊疗足细胞病经验［J/OL］.辽宁中医杂志，1-7［2025-05-03］.